MOXABUSTÃO

Aplicações da Moxabustão em Terapia Médica

Capa
Mônica Matiazzo

Diagramação
Julia Ana

Revisão
Rosa Maria Cury Cardoso

ÍCONE EDITORA LTDA.
Rua das Palmeiras, 213 – Sta. Cecília
CEP 01226-010 – São Paulo – SP
Tel./Fax: (011) 3666-3095
www.iconelivraria.com.br
E-mail: editora@editoraicone.com.br
edicone@bol.com.br

DR. DOMENICO SCILIPOTI

MOXABUSTÃO

Aplicações da Moxabustão em Terapia Médica

3ª EDIÇÃO

Ícone editora

Dados Internacionais de Catalogação na Publicação (CIP)
(Câmara Brasileira do Livro, SP, Brasil)

Scilipoti, Domênico
Moxabustão: aplicações da moxabustão em terapia médica / Domênico Scilipoti; tradução Maria Franca Zuccarelto. São Paulo: Ícone, 1996.

Título original: Aplicazione della maxibustione in terapia medica.

ISBN 85-274-0421-4

1.Moxa I. Título.

96-4278 CDD-615.892

Índices para catálogo sistemático:

1. Moxabustão: Acupuntura: Terapêutica 615.892

SUMÁRIO

APRESENTAÇÃO À 3ª EDIÇÃO

O vivo interesse e o consenso geral com o qual *foi acolhida* esta obra, na sua primeira edição, foram os estímulos que me levaram a querer aprofundar e melhorar tanto o conteúdo quanto a sustentação gráfica.

O auxílio de novos gráficos e conselhos fitoterapêuticos fizeram com que esta segunda edição pudesse apresentar-se mais completa e clara.

Foram preciosos os conselhos de meus colaboradores, que tenho em grande consideração, para a reelaboração do texto.

A obra é constituída de duas partes.

Na primeira, ocupei-me da moxa em geral, do seu emprego e das vantagens que *se obtêm* dessa antiga disciplina.

Considerei necessário dedicar também uma explicação à circulação energética e à teoria dos cinco elementos, bases fundamentais da acupuntura.

A segunda parte é dedicada às curas mediante a moxabustão e, como acenei, nesta introduzi também noções de fitoterapia, cujas especificações servem de complemento e são obviamente utilizadas em doses terapêuticas.

Este trabalho é fruto dos meus estudcs e da experiência adquirida no curso das minhas repetidas viagens ao Oriente.

Um dos tantos motivos que me inspiraram a efetuar estas viagens e o meu interesse pela medicina oriental é a minha "crença" na imortalidade da alma e da matéria e a convicção de que a presença, seja física ou espiritual, de alguns de nós, oportunamente modificada, foi e será sempre, conceitos estes presentes na cultura oriental.

Pessoalmente, sinto "já ter sido" e dia após dia, em meu trabalho, sinto ser ajudado por algo "maior" que eu.

Espero que o esforço *prodigilizado* possa dar os seus frutos e fornecer uma contribuição além do campo da medicina, também para aproximar ainda mais o mundo ocidental do oriental, dois modos diversos de conceituar o homem e a vida, da qual se pode trazer ensinamentos para encontrar um justo equilíbrio interior.

Doutor Domenico Scilipoti

PREFÁCIO

Fazer o prefácio de um livro é como batizar uma criatura. Tem-se nas mãos a presença plena e única do masculino e do feminino.

Falando da criatura, podemos dizer que ela é a criação que vem do amor, da alma, do físico masculino e feminino, em que a unidade criada se transforma em uma nova alma, inteira e pronta para viver.

Falando do livro *Moxabustão*, podemos dizer que ele é a criação da unidade interior do Dr. Domenico, da harmonia entre o seu lado masculino e o feminino, da inteligência criada com o racional e o emocional e, especificamente, do amor dedicado à ciência e à humanidade.

Encontra-se este amor quando o Dr. Domenico fala de seu trabalho informativo em sua escola ou em seus discursos a todos os profissionais que se aproximam à procura de ensinamentos; quando o Dr. Domenico procura novas técnicas para aliviar os sofrimentos das pessoas; quando diz que homens e mulheres devem comunicar-se juntos e que, se os homens brilhantes olharem para trás, verão uma grande mulher que os conduziu; quando numa lição de humildade aproxima a Medicina oriental da ocidental, sem lutas para alcançar o poder.

Confesso que o meu coração ainda agora palpita quando lembro o momento em que o Dr. Domenico convidou-me para escrever este prefácio.

Gostaria de dizer publicamente: “Muito obrigada, Dr. Domenico, pelo respeito, confiança e amor demonstrados, colocando o seu livro e ‘a sua criatura’ em minhas mãos”.

Dra. Lúcia Maria de Bartolo
Presidenta do Instituto de Pesquisas “Florais de Bach”
(São Paulo – Brasil)

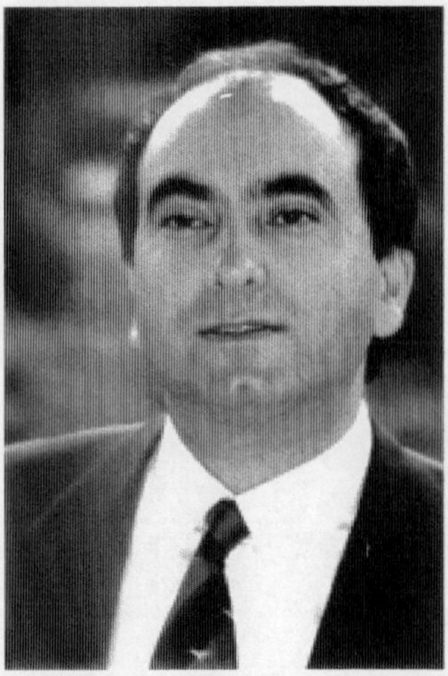

Professor-Doutor Domenico Scilipoti

Doutorado em Medicina e Cirurgia, em 1985.

Especialista em Ginecologia, Obstetrícia e Oncologia Clínica desde 1990.

Médico-cirurgião na U.S.L. 45 (Barcelona P.G., Messina - Itália).

Obstetra e Ginecologista, encarregado do Pronto Socorro da Clínica Obstétrica e Ginecológica da Policlínica Universitária de Messina (até janeiro de 1993).

Consulente de Medicina Oriental – Acupuntura chinesa tradicional – Acupuntura Ryodoraku – Moxabustão – Fitoterapia.

Presidente da Associação de Medicina Popular Siciliana ME. PO.S.

Tem cursos de formação profissional de Acupuntura e Moxabustão no Brasil e na Europa.

Ex-diretor responsável pela revista médico-cientista *Erza.* Viajou pelo mundo para estudos: Japão, China, Estados Unidos, Brasil, Hong-Kong e Europa.

INTRODUÇÃO

Qualquer coisa que se possa imaginar já existe; mas não somos os criadores: tudo foi gerado por Deus. A mente humana não poderia nunca imaginar alguma coisa inédita – isto romperia o esquema total do universo.

Então, tendo em vista que não se pode criar nada, tudo o que podemos imaginar ou pensar já existe: porquanto possa parecer absurdo, isto já faz parte da criação original.

Há homens e mulheres que conseguem extrair o melhor de tudo o que existe. Pessoas que, devido à sua evolução espiritual, captam a essência das coisas, deixando de lado os detalhes que tornam difícil tanto os nossos propósitos quanto a nossa "caminhada".

Encontramos em Domenico estes dons: simplificar, adequar e transformar ensinamentos milenares.

Moxabustão tem o mérito de adaptar uma ciência complexa e dotá-la de uma terminologia, como dizer, popular.

Incentivador da medicina natural, da adaptação das práticas antigas aos nossos tempos, Dr. Domenico não parará, nem seus livros e suas pesquisas, que, em breve, deverão percorrer o mundo.

Prof. Rui Muller
Presidente do Centro Brasileiro de Macrobiótica
(Rio Grande do Sul – Brasil)

AGRADEÇO

A minha família,
Ao meu editor Luis Carlos Fanelli,
Ao meu amigo Simão Oksman que me ajudou com algumas sugestões a completar a 3ª edição deste livro.

O autor

PRIMEIRA PARTE

A MOXA

Constatando o quanto era difundido o uso do calor para fins terapêuticos, surpreende como a moxa seja relativamente pouco conhecida; basta pensar nas aplicações sobre o corpo de tecidos aquecidos, nas bolsas de água quente, ou, em um âmbito mais científico, ao recurso, por parte da medicina atual, da terapia por raios infravermelhos.

A moxabustão tem a propriedade de aquecer o ponto, de remover as obstruções dos "canais", eliminar o frio e a umidade, normalizando a circulação energética nos vários meridianos. Ela, além disso, favorece variações elétricas e enzimáticas da pele.

Como princípio terapêutico, o calor é tão mais eficaz quanto mais próxima a Ponte da qual ele se irradia e a sua aplicação for localizada; como o ponto de acupuntura, isso reforça as suas propriedades terapêuticas muito mais do que se *consegue* com uma aplicação sobre uma superfície extensa, como no caso da lâmpada de raios infravermelhos.

A histologia colocou em evidência a ação *reflexoterápica* da pele, que possui receptores distintos para captar cada gênero de estímulo procedente do exterior, que são transmitidos ao cérebro pelas fibras nervosas. Os receptores *conexos* com a sensibilidade térmica são: os corpúsculos de Krause, os de Ruffini e as vias termoanalgésicas.

Voltando à Moxa, devemos dizer que a metodologia mais prática e difundida é a do bastão de Artemísia. A artemísia é uma planta (*Artemisia vulgaris*) que cresce principalmente na China e possui propriedades de cura particulares. Devidamente trabalhada, é transformada em pequenos *bastões* (varetas), em bolotas ou cones, mas pode ser usada também no estado natural, e, quanto está incandescente, irradia calor e raios infravermelhos.

Desde os tempos antigos, a moxabustão é aplicada juntamente com a acupuntura: os médicos colocam as bolotas de artemísia diretamente sobre os pontos a serem tratados ou sobre a cabeça da agulha fincada no ponto, que aquecida irradia calor em profundidade.

Clinicamente, há três métodos de aplicação: os cones da moxa, os pequenos bastões e as agulhas aquecidas.

– *Aplicação direta*: com os cones aplicados sobre a pele. Este tipo de moxabustão pode deixar uma cicatriz, grande ou pequena, segundo os graus de cauterização, ou, para evitar a cicatriz, é necessário retirar o cone antes que ele se consuma completamente.

Dependendo do que se quer alcançar, coloca-se uma fatia muito fina de gengibre entre o cone e a pele. No caso do umbigo, é preenchido com sal grosso e coloca-se o cone sobre ele.

– *Aplicação indireta*: usa-se o pequeno bastão a uma distância segura para a pele. Ele deve ser movimentado verticalmente, afastando-o ou aproximando-o da pele.

– *Aplicação com agulhas quentes*: coloca-se a agulha no ponto exato, envolvendo-a com lã de moxa, e depois se acende. Este método é indicado para os pacientes que sofrem de dores nas articulações, de *desmineralização* dos ossos e de doenças crônicas. Todavia, tenho a convicção de que o uso assíduo dos bastões pode dar os mesmos resultados, porém em períodos mais longos.

Para dar um exemplo do interesse dos orientais em relação à moxa, citarei uma experiência feita no ponto ZHIYIN (B67), que se cauteriza para corrigir a posição do feto que, já na fase final da gravidez, apresenta uma posição imprópria.

Tal experimento foi apresentado durante o *Simpósio Nacional de Acupuntura e Moxabustão,* realizado em Pequim, em 1979, pela equipe do professor Wang Wen Shih.

Esses pesquisadores, estimulando o ponto ZHIYIN em mulheres grávidas, constataram o aumento de alguns tipos de hormônios, como o 17 hidroxidocorticosterona, 17 cetosteróides e corticosterona plasmática, que ocasionavam a mudança da posição do feto.

Tal experimento repetido em mulheres não-grávidas não revelou as mesmas ações.

Estimulando, em mulheres grávidas, não mais o ponto ZHIYIN, mas um outro ponto do meridiano da vesícula, não se verificou nenhum efeito sobre a posição do feto e nenhuma variação hormonal.

Isso demonstra que a moxa não é fantasia, mas verdadeira medicina prática, aplicada diariamente nos hospitais orientais.

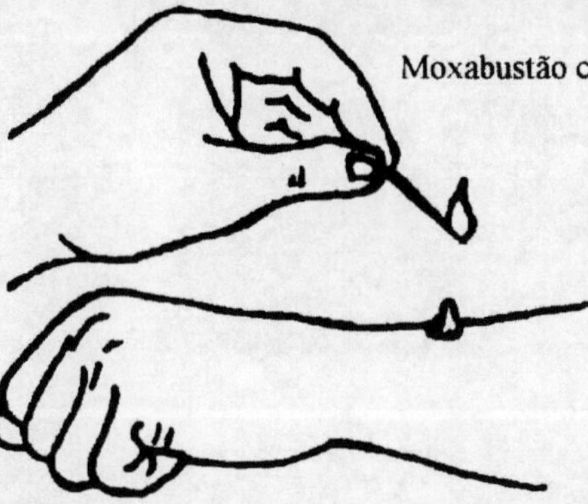

Moxabustão com cone de moxa

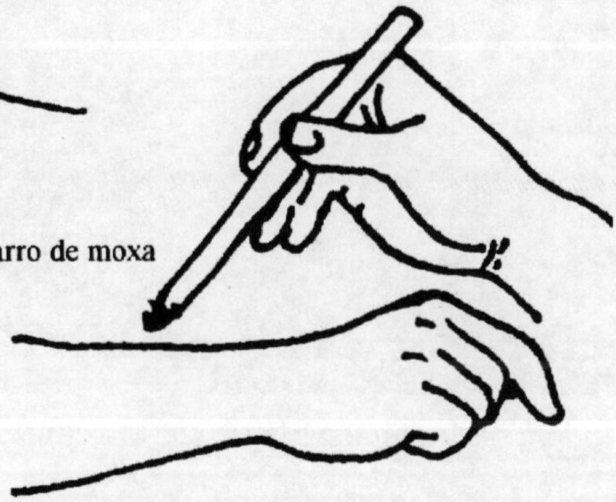

Moxabustão com cigarro de moxa

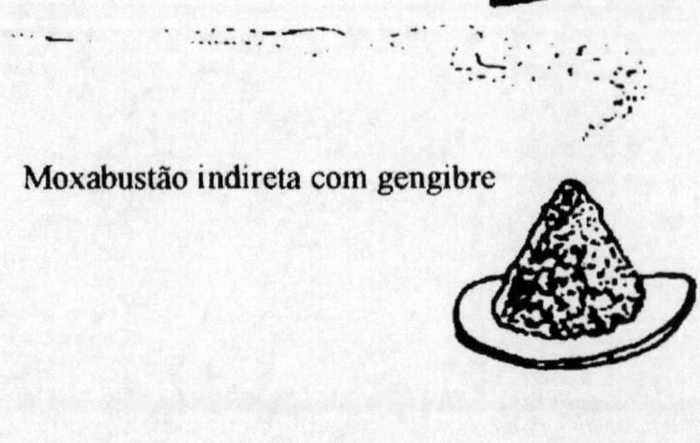

Moxabustão indireta com gengibre

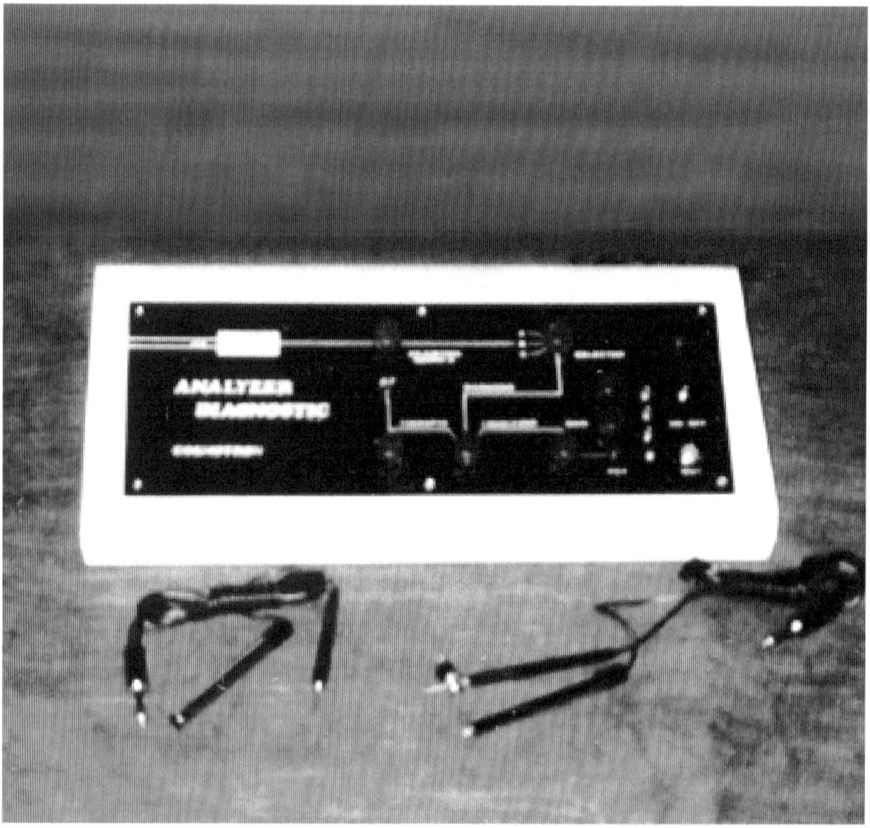

Aparelho Elétrico de Moxabustão usado no Brasil

O USO DA MOXA

Os bastões e os cones são obtidos das folhas de artemisia, moídas, liberadas das partes lenhosas, e *prensadas*.

Praticar a moxabustão é simples, porém requer muita atenção e precisão.

Depois de acender o bastão com um fósforo, mantendo-o a uma distância de 3 cm do ponto a ser tratado, pratica-se a terapia até que a sensação de calor se torne insuportável para o paciente. Este momento é alcançado em torno de 20 segundos, dependendo da sensibilidade de cada pessoa. É preciso afastar o bastão antes que se possa sentir a dor e, para isso, deverá ser diminuída a intensidade do calor; então, aproxima-se de novo.

O procedimento será repetido várias vezes até o ponto tratado ficar morno e avermelhado. Uma simples aplicação de moxa dura mais ou menos 3 minutos, mas, com a experiência de quem pratica a terapia, esse tempo pode diminuir pela metade.

No total, o tratamento, durará de dez a quinze minutos.

Uma série de tratamentos constará de dez a quinze sessões, uma a cada dois dias. Depois de cada série, deverá ser mantido um período de repouso de pelo menos uma semana e, não obtida a cura nem a diminuição dos sintomas, repetir-se-á o tratamento.

Nos casos urgentes, não havendo à mão um bastão de artemisia, pode- se utilizar um cigarro ou um charuto.

A moxabustão em cones pode ser praticada direta ou indiretamente.

É direta quando se coloca o cone sobre o ponto, deixando-o consumir- se. Isto provoca uma queimadura local, podendo provocar bolha, que se transformará em cicatriz, depois da qual se segue a cura. É muito apta para o tratamento de algumas doenças crônicas, como a asma.

É indireta quando o cone é colocado sobre o ponto e aceso, mas, uma vez queimado até a metade, é substituído para que não provoque cicatrizes. Além disso, o cone pode ficar em contato direto com a pele, mas colocado sobre uma fatia fina de alho ou gengibre. Vale recordar que geralmente se usa de três a cinco cones para o mesmo ponto.

Não existem contraindicações à moxa e a acupuntura em geral, pois estes não usam medicamentos, mas ajudam o corpo a reencontrar seu equilíbrio. O único caso em que a moxa é realmente proibida ocorre quando a febre está alta. Em caso de hipertensão arterial, é desaconselhável tratar o ponto ZUSANLI e os da região do pescoço.

É necessário, em qualquer caso, que um tratamento prolongado seja seguido por estreita vigilância médica.

A moxa resulta mais eficaz para algumas pessoas e menos para outras. Como compensação natural, as pessoas mais sensíveis à moxa são as que menos suportam as agulhas ou as que têm um verdadeiro horror a elas.

Podemos classificar dois tipos de pessoas: YANG e YIN.

As pessoas YANG são geralmente muito ativas e musculosas. Sofrem de doenças YANG (provenientes do calor), com dores agudas, rosto avermelhado, estado de excitação. Não têm medo das agulhas e reagem bem às sessões de acupuntura. Porém, a sua reação à moxa nem sempre é positiva, mas pode-se considerar boa nos casos de reumatismo, bronquite crônica etc.

Os indivíduos YIN são de constituição fraca, carentes de energia. Frequentemente são preguiçosos e pouco ativos. Contraem doenças YIN (do frio) caracterizadas por palidez, membros frios, calafrios etc. Têm medo de agulhas, mas em compensação reagem muito bem à moxabustão.

Pode-se afirmar que, em geral, todos reagem bem à moxa.

Por precaução, é preferível não submeter ao tratamento crianças com idade inferior a cinco anos. Não existe limite máximo de idade, mas, quanto mais os anciões estão debilitados, maior será o benefício que obterão com a moxa.

Nas mulheres grávidas, é aconselhável praticá-la brandamente, sobre o baixo ventre e na parte inferior da coluna vertebral.

Durante o ciclo menstrual não se pratica a moxa, exceto sobre as articulações e sobre as extremidades. Todavia, será empregada no caso de menstruação abundante. Nas mulheres em menopausa, a moxa pode ser útil em alguns sintomas bem precisos, como problemas do sistema neuro- vegetativo, aumento de peso, diminuição da libido e osteoporose.

E importante colocar em evidência que, se na mesma sessão tiver de se praticar a moxabustão tanto na parte superior quanto na parte inferior do corpo, é necessário praticá-la primeiro na parte superior.

Portanto, o dorso é tratado primeiro que o abdômen, a cabeça e o corpo primeiro que as extremidades.

Os textos clássicos chineses afirmam que o momento favorável para usar as agulhas é o distante das refeições ou imediatamente antes. Ao contrário, recomenda-se a utilização das varetas de moxa depois das refeições, quando a energia quente dos alimentos é assimilada.

Observar esta regra não é indispensável, mas muito útil.

É importante recordar que, por motivos estéticos, a moxabustão que provoca cicatrizes é desaconselhada para o rosto e a cabeça.

A IMPORTÂNCIA DA CIRCULAÇÃO DA ENERGIA NA MOXABUSTÃO

As bases nas quais se fundamenta a moxabustão são aquelas da acupuntura, pois a cauterização não é mais que uma técnica para estimular os pontos dos meridianos. Portanto, todos os pontos citados neste livro são pontos de acupuntura, isto é, lugares onde se estabelecem os percursos energéticos fundamentais, ou, *anche essendo fuori di da questi percorsi*, são dotados de propriedades específicas, codificados pela tradição ou pela mais recente experimentação dos médicos acupunturistas.

A energia circula ao longo do corpo através de caminhos precisos chamados meridianos. Eles são canais (20/50 milimícrons) que existem sob a superfície cutânea, cheios de um fluido transparente e incolor (teoria publicada no *British Medical Journal*, em fevereiro de 1937, por Sir Thomas Lewis). Esses meridianos são aproximadamente 72, mas os fundamentais são 20, cujo trajeto aflora em pontos específicos na superfície do corpo e que o médico pode facilmente estimular para modificar processos que ocorrem em profundidade, ao nível das vísceras.

As vísceras se dividem em órgãos e intestinos: os órgãos são de natureza YIN e os intestinos de natureza YANG.

Considerando-se os meridianos, estes são, por sua vez, divididos em dois grupos:

- o grupo essencial dos 12 meridianos principais, simétricos e bilaterais, cada um dos quais é coligado com uma das doze funções e com uma das doze vísceras especificadas pela medicina chinesa;

- o grupo constituído pelos oito meridianos extraordinários, dos quais fazem parte o Vaso Governador (DU-MAI) e o Vaso da Concepção (REN- MAI).

O que distingue "DU-MAI" e "REN-MAI" dos outros seis é que, antes de mais nada, dividem o corpo em duas partes simétricas, à direita e à esquerda; secundariamente, são os únicos, entre os oito, que apresentam alguns pontos próprios de acupuntura em seu trajeto.

Os pontos utilizados em acupuntura são cerca de 1444. Mas é importante que o acupunturista conheça cerca de 759 localizações diversas, sendo mui- tos pontos bilaterais.

Todos estes pontos poderiam dar a impressão de um verdadeiro e característico quebra-cabeça. Por sorte, a experiência delimitou os fundamentais, isto é, aqueles que governam a energia dos meridianos e reequilibram o corpo, e aqueles que tonificam e *distendem* as vísceras correspondentes ao meridiano. Os pontos de maior importância terapêutica são chamados pontos regulares. Estes são:

- o ponto de *Tonificação*: cuja estimulação aumenta a energia no meridiano correspondente;

- o ponto de *Dispersão*: cuja estimulação age dispersando o excesso de energia no meridiano correspondente;

- o ponto de *Origem*: reforça a ação do ponto de tonificação ou de dispersão e regulariza as funções do meridiano interessado. Aconselha-se estimular este ponto cada vez que se tonifica ou se dispersa.

- o ponto de *(Re) União*: importante porque sua função se estende a um grupo de meridianos e de funções;

- o ponto *Luo*: permite a ação sobre meridianos emparelhados, equilibrando a sua energia;

- o ponto de *Assentimento*: encontra-se sobre o Meridiano da Vesícula, correspondente a uma determinada víscera. A sua estimulação permite uma ação de regularização complementar àquela do ponto principal.

Nos mais antigos tratados chineses, menciona-se que a energia do corpo circula sem interrupção nos doze meridianos, nos quais se encontram os pontos reguladores.

Portanto, se observarmos o percurso dos doze meridianos principais, podemos seguir a circulação, que começa no Meridiano do Pulmão, sai deste órgão, aflora à superfície, corre ao longo da parte interna do braço até o polegar, onde cruza com o Meridiano do Intestino até o rosto, para chegar ao Meridiano do Estômago, que torna a trazer a energia para baixo etc.

Esta circulação permite já uma ação dinâmica da acupuntura e da moxa para desviar a energia em excesso ou estagnada em um meridiano na direção do meridiano seguinte ou precedente, seguindo o percurso da energia nos meridianos.

A sequência do fluxo energético é a seguinte:

Pulmão - Intestino Grosso - Estômago-Baço-Coração - Intestino Delgado - Bexiga- Rins - Circulação-Sexo- Triplo Aquecedor - Vesícula Biliar - Fígado.

É importante seguir mentalmente a energia do corpo humano, de maneira a obter um justo equilíbrio de energia vital no nosso organismo, seguindo o percurso dos meridianos.

Teoria por mim definida como "massagem mental em torno do Universo".

MERIDIANO DOS PULMÕES -YIN (P)

Este canal parte da zona abaixo da clavícula, desce pela face anterior do braço, alcança o cotovelo e prossegue até alcançar a palma da mão e termina no polegar.

O desequilíbrio energético neste meridiano pode provocar as seguintes patologias: garganta inflamada, tosse, asma, dores nos braços etc.

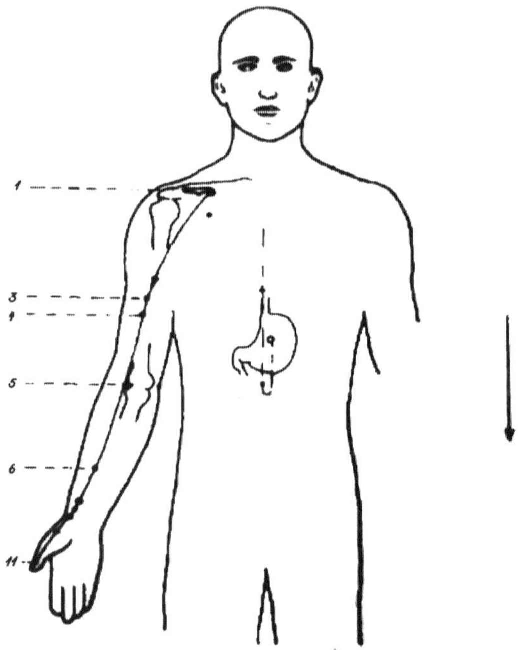

Pontos reguladores (a energia vem de F e vai para IG)

Tonificação	9-P	TAIYUAN
Dispersão	5-P	CHIZE
Origem	9-P	TAIYUAN
Passagem	7-P	LIEQUE
Alarme	1-P	ZHONGFU
Assentimento	13-B	FEISHU

MERIDIANO DO INTESTINO GROSSO-YANG (IG)

Inicia-se na extremidade do indicador, segue pela borda superior do dedo e continua pela face posterior do rádio. Percorre a borda externa do braço e chega ao ombro, terminando na narina.

A circulação energética alterada neste meridiano pode causar: diarreia ou *prisão de ventre*, dores abdominais, odontalgia, meteorismo, dores e edemas na garganta etc.

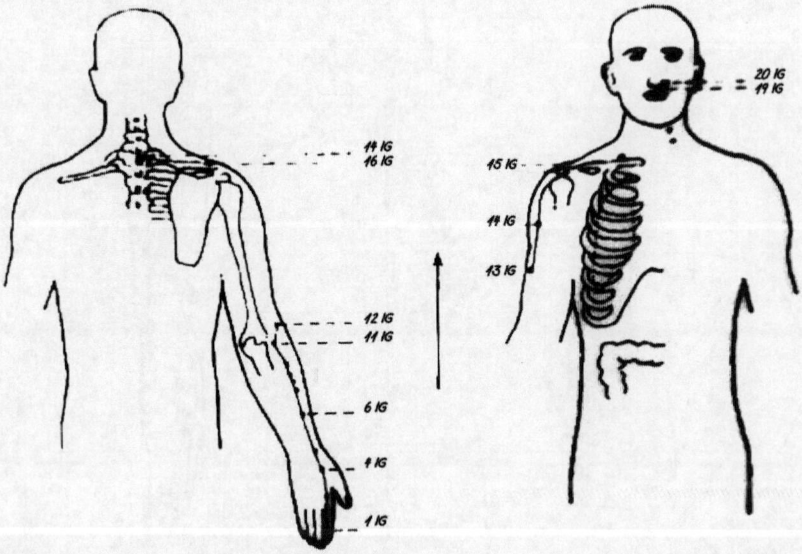

Pontos reguladores (a energia vem de P e vai para E)

Tonificação	11-IG	QUICHI
Dispersão	2-IG	ERJIAN
Origem	4-1G	HEGU
Passagem	6-IG	PIANLI
Alarme	25-IG	TIANSHU
Assentimento	25-B	DACHANGSHU

MERIDIANO DO ESTÔMAGO-YANG (E)

Este canal inicia-se abaixo do olho, ao lado do nariz, e termina no ângulo ungueal externo do segundo dedo do pé As patologias que podem manifestar-se pela má circulação energética no meridiano do estômago são: náusea, vômito, gastralgia, inchaço abdominal etc.

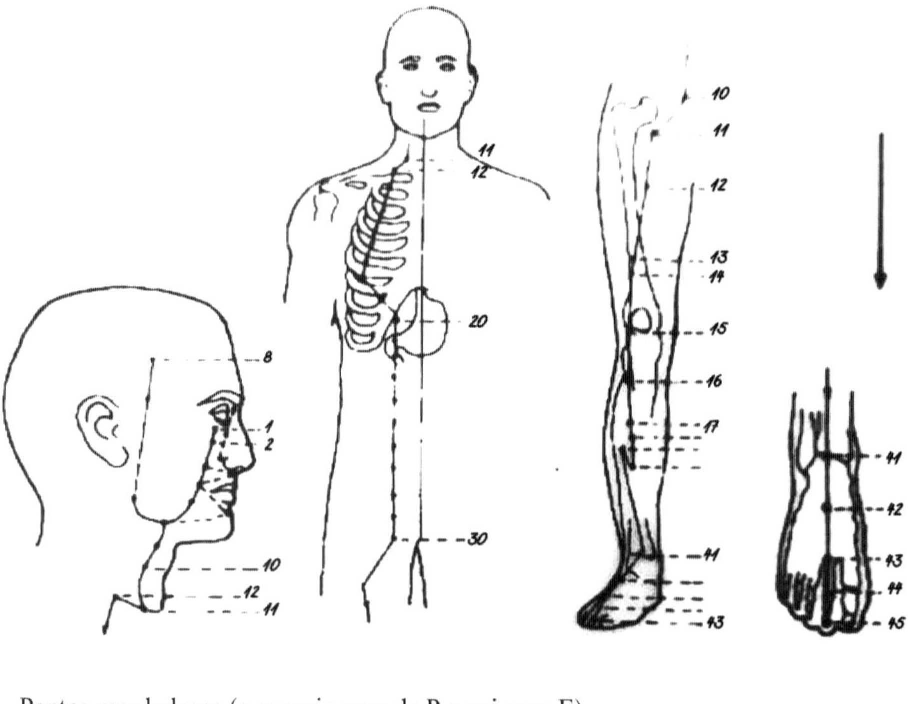

Pontos reguladores (a energia vem de P e vai para E)

Tonificação 11-IG QUICHI

Dispersão 2-IG ERJIAN

Origem 4-1G HEGU

Passagem 6-IG PIANLI

Alarme 25-IG TIANSHU

Assentimento 25-B DACHANGSHU

MERIDIANO DO BAÇO-PÂNCREAS - (YIN) (BP)

Este canal parte do dedão do pé, passa sob a parte interna do tornozelo, costeia a face interna da perna até a coxa, chega à *prega inguinal* e continua pelo abdômen, atravessa o estômago para terminar sob a axila.

O desequilíbrio energético deste meridiano pode provocar: vômito, irritações, dores abdominais, dores na base da língua etc.

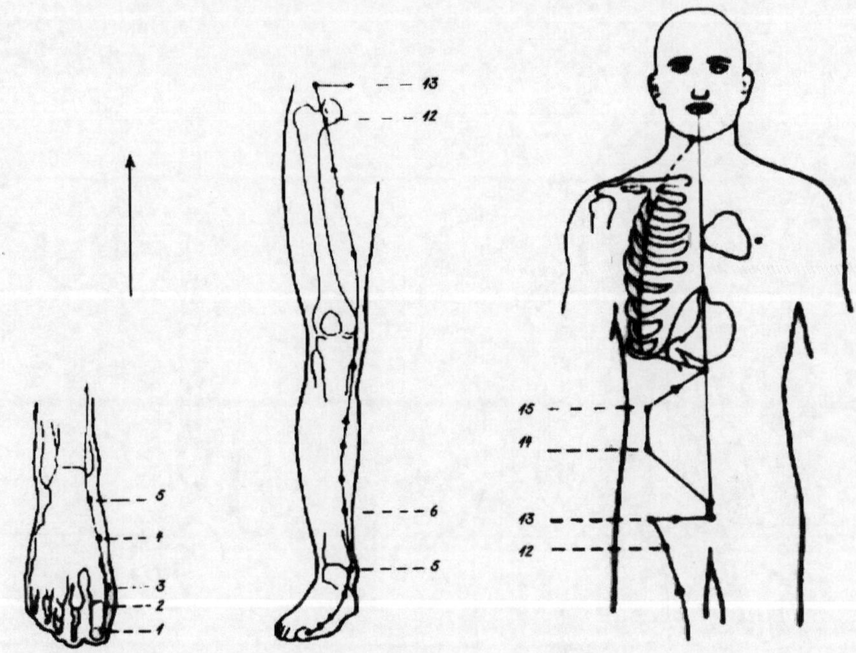

Pontos reguladores (a energia vem de E e vai para C)

Tonificação	2-BP	DADU
Dispersão	5-BP	SHANQIU
Origem	3-BP	TAIBAI
Passagem	4-BP	GONGSUN
Alarme	15-BP	DAHENG
Assentimento	20-B	PISHU

MERIDIANO DO CORAÇÃO - YIN (C))

Este canal se inicia na cavidade da axila e termina no ângulo ungueal lateral do dedo mínimo.

Os sintomas que detonam a alteração energética do Meridiano do Coração são: garganta seca, sede, dor axilar que pode difundir-se por todo o corpo etc.

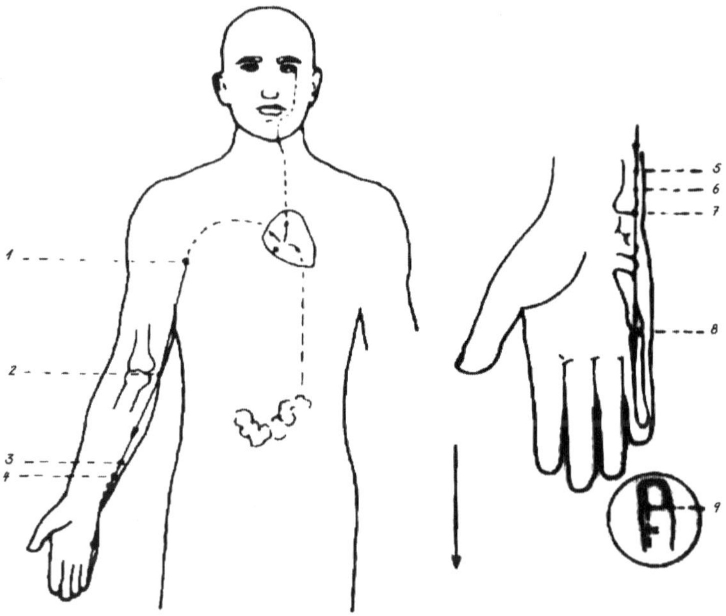

Pontos reguladores (a energia vem de BP e vai para ID)

Tonificação	9-C	SHANCHONG
Dispersão	7-C	SHENMEN
Origem	7-C	SHENMEN
Passagem	5-C	TONLI
Alarme	14-VC	JUQUE
Assentimento	15-B	XINSHU

MERIDIANO DO INTESTINO DELGADO - YANG (ID)

Este canal se inicia no ângulo ungueal lateral, costeia a borda da mão até a parte postero-lateral do braço, passa pela articulação omoplata- úmero e termina na frente da orelha.

A má circulação energética pode provocar as seguintes patologias: dores no ombro, no omoplata, no braço, ao longo do nervo cúbito, dor no baixo ventre etc.

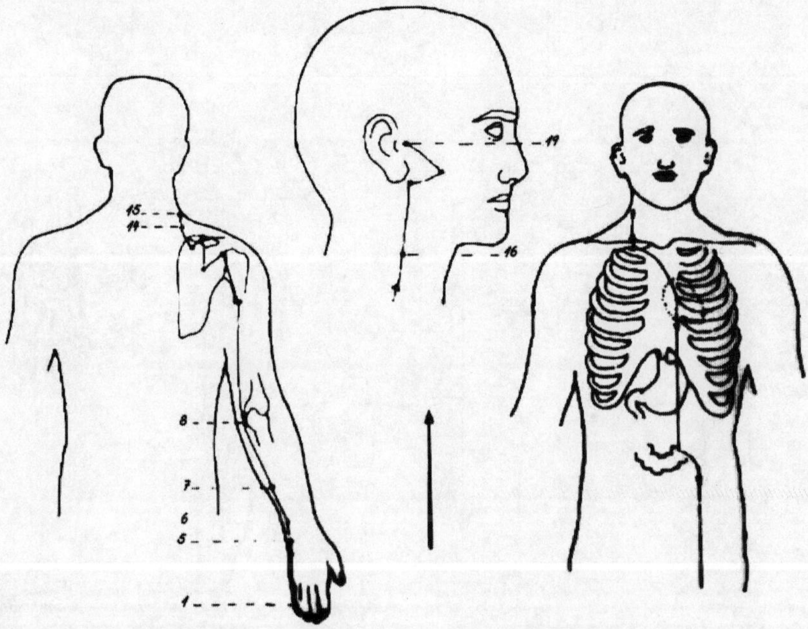

Pontos reguladores (a energia vem de C e vai para B)

Tonificação	3-ID	HOUXI
Dispersão	8-ID	XIAOHAI
Origem	4-ID	HAND WANGU
Passagem	7-1D	ZHIZHENG
Alarme	4-VC	GUANYUAN
Assentimento	27-B	XIAOCHANGSHU

MERIDIANO DA BEXIGA - YANG (B)

O percurso deste meridiano começa no ângulo interno do olho, sobe até a testa, vai até a nuca e desce pela coluna vertebral. Chega até a dobra posterior do joelho, descendo pela face posterior da perna, e termina na extremidade do quinto dedo do pé.

O desequilíbrio energético deste meridiano pode provocar cefaleia, dores oculares, além de dores ao longo do meridiano.

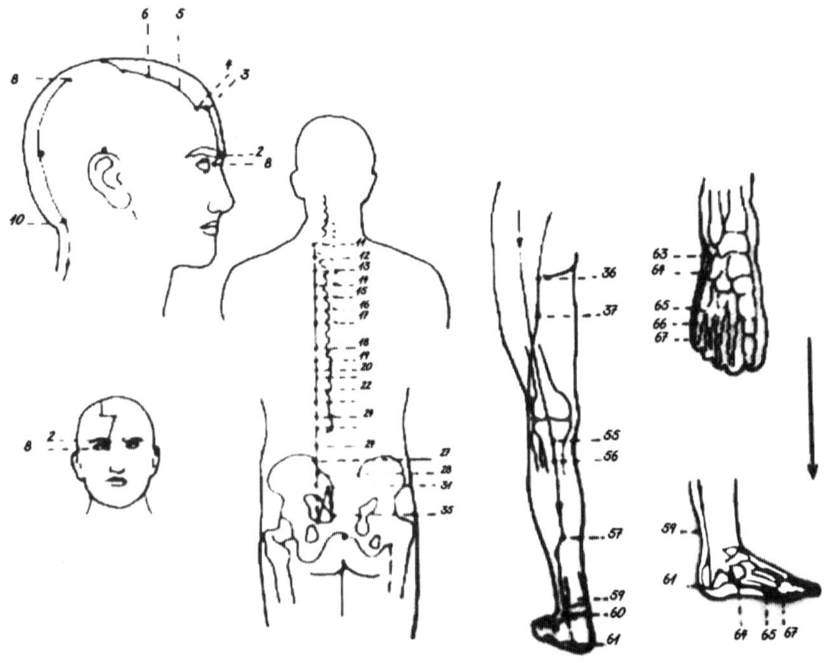

Pontos reguladores (a energia vai de ID para R)

Tonificação	67-B	ZHIYIN
Dispersão	65-B	SHUGU
Origem	64-B	JINGGU
Passagem	58-B	FEIYANG
Alarme	3-VC	ZHONGJI
Assentimento	28-B	PANAGGUANGSHU

MERIDIANO DOS RINS - YIN (R)

O percurso deste meridiano começa na sola dos pés, percorre o interior dos membros inferiores até o períneo, passando pelo tórax até terminar na clavicula.

O desequilibrio energético deste meridiano pode provocar paralisia, boca seca, angina, tosse, asma, dores na coluna vertebral etc.

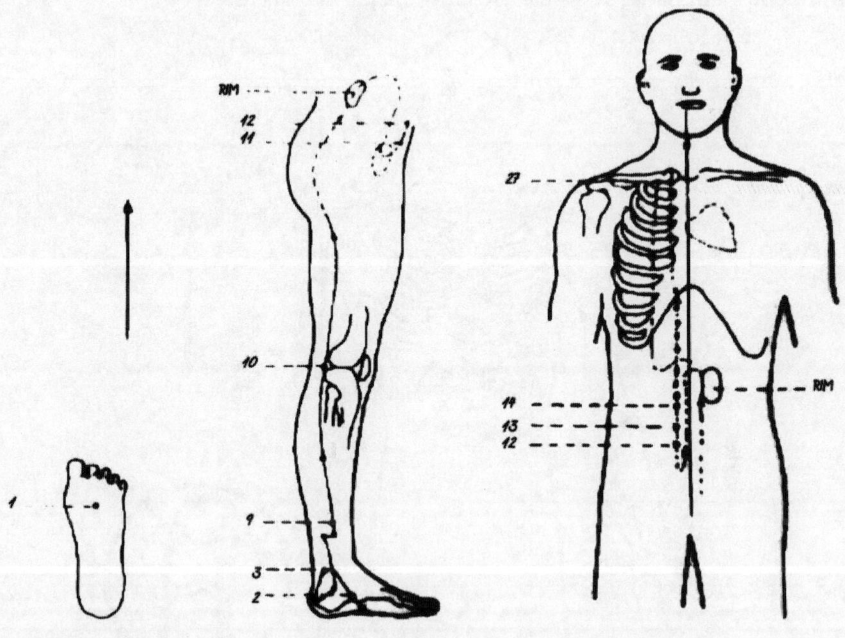

Pontos reguladores (a energia vai de B para CS)		
Tonificação	7-R	FULIU
Dispersão	1-R	YONG QUAN
Origem	3-R	TAIXI
Passagem	6-R	ZHAOHAI
Alarme	25-VB	JINGMEN
Assentimento	23-B	SHEN SHU

MERIDIANO DA CIRCULAÇÃO - SEXO - YIN (CS)

Este canal inicia-se no nível da caixa torácica e sua energia tem origem no pericárdio. Dirige-se à cavidade axilar, passando pela parte interna do braço até chegar ao cotovelo. Continua até a palma da mão e termina no contorno externo da unha do dedo médio.

A falta de equilíbrio energético deste meridiano pode provocar: palpitações, angústia, sensação de calor na palma das mãos etc.

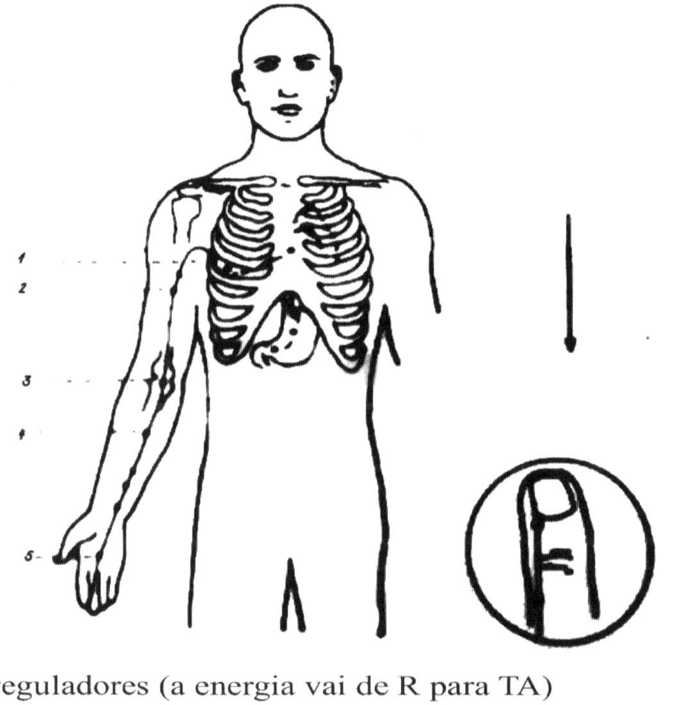

Pontos reguladores (a energia vai de R para TA)

Tonificação	9-CS	ZHONGCHONG
Dispersão	7-CS	DALING
Origem	7-CS	DALING
Passagem	6-CS	NEIGUAN
Alarme	1-CS	TIANCHI
Assentimento	14-B	JUEYINSHU

MERIDIANO DO TRIPLO AQUECEDOR-YANG (TA)

Começa no ângulo lateral da unha do anular, segue a face dorsal da mão, continuando por todo o antebraço até o cotovelo. Passa pelo ombro e termina na têmpora, na extremidade da sobrancelha.

A falta de equilíbrio energético deste meridiano pode provocar tumor abdominal, edema, dispepsia, surdez etc.

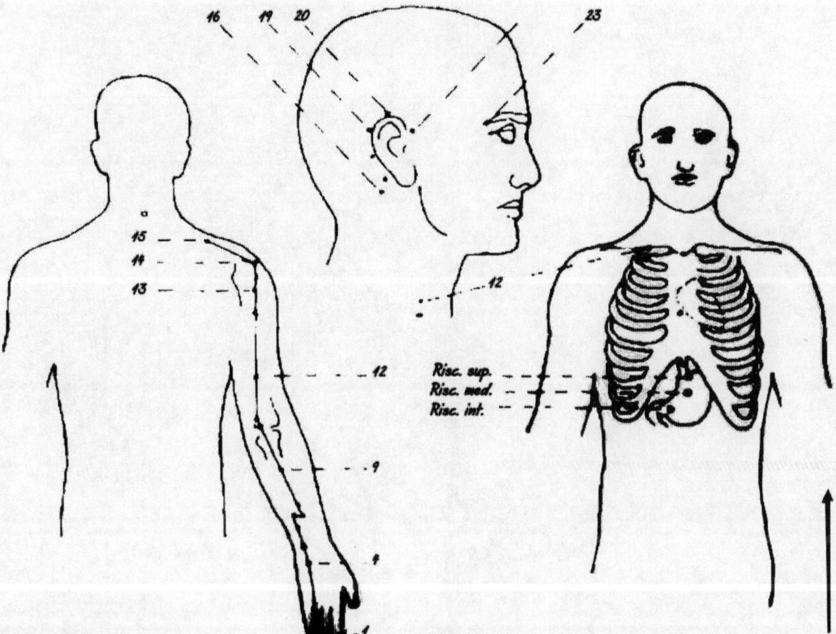

Pontos reguladores (a energia vai de CS para VB)

Tonificação	3-TA	ZONGZHU
Dispersão	10-TA	TIANJING
Origem	4-TA	YANGCHI
Passagem	5-TA	WAIGUAN
Alarme	5-VC	SHIMEN
Assentimento	22-B	SANJIAOSHU

MERIDIANO DA VESÍCULA BILIAR- YANG (VB)

Este meridiano inicia-se no ângulo externo do olho, segue até a orelha, atingindo então a zona temporal e seguindo pelo pescoço. Atravessa o tórax até atingir a virilha, passando pela face externa da coxa até terminar na falange do quarto dedo do pé.

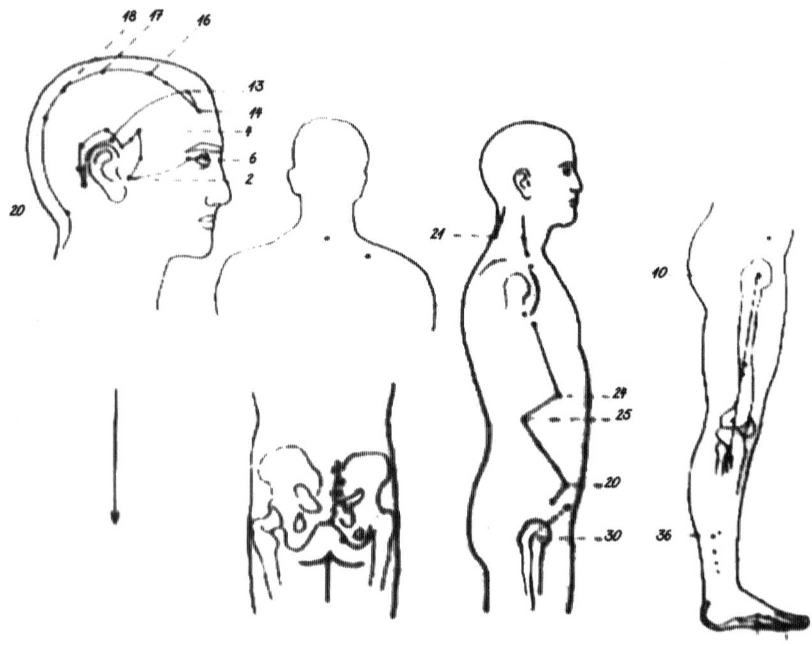

Pontos reguladores (a energia vai de TA para F)

Tonificação	43-VB	XIAXI
Dispersão	38-VB	YANGFU
Origem	40-VB	QIUXU
Passagem	37-VB	GUANGMING
Alarme	23-VB	ZHEJIN
Assentimento	19-B	DANSHU

MERIDIANO DO FÍGADO - YIN (F)

Este meridiano inicia-se no ângulo lateral da unha do dedão do pé, instala-se no dorso do pé e percorre o interior da perna. Passa pela virilha e termina no oitavo espaço vertebral.

O desequilíbrio energético deste meridiano pode causar dores lombares, náusea, vômito etc.

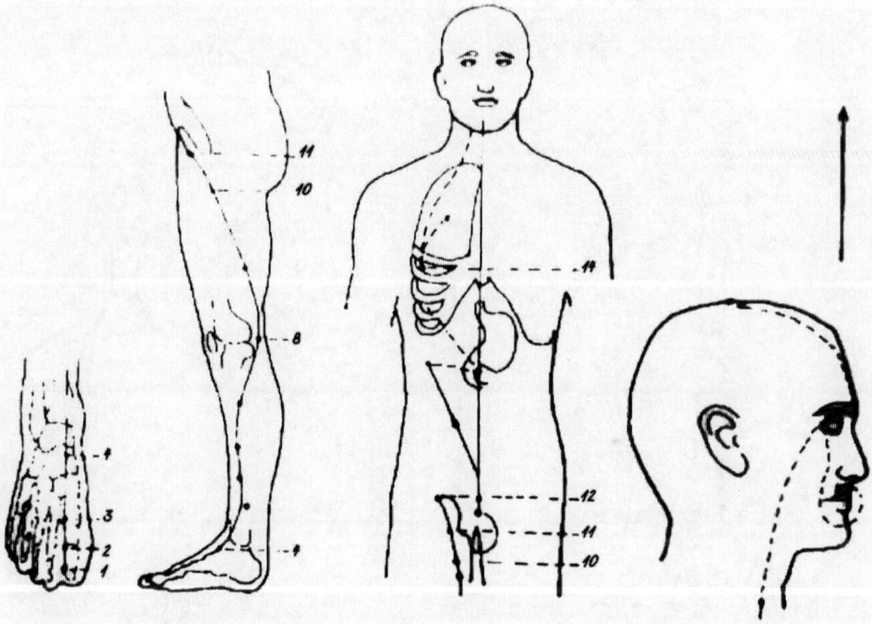

Pontos reguladores (a energia vai de VB para P)

Tonificação	8-B	QUQUAN
Dispersão	2-B	XINGJIAN
Origem	3-B	TAICHONG
Passagem	5-B	LIGOU
Alarme	14-B	QIMEN
Assentimento	18-B	GAUSHU

MERIDIANO DO VASO GOVERNADOR - DU MO (VG)

Este é um vaso meridiano único, dotado de 28 pontos e com corrente energética que vai de baixo até em cima.

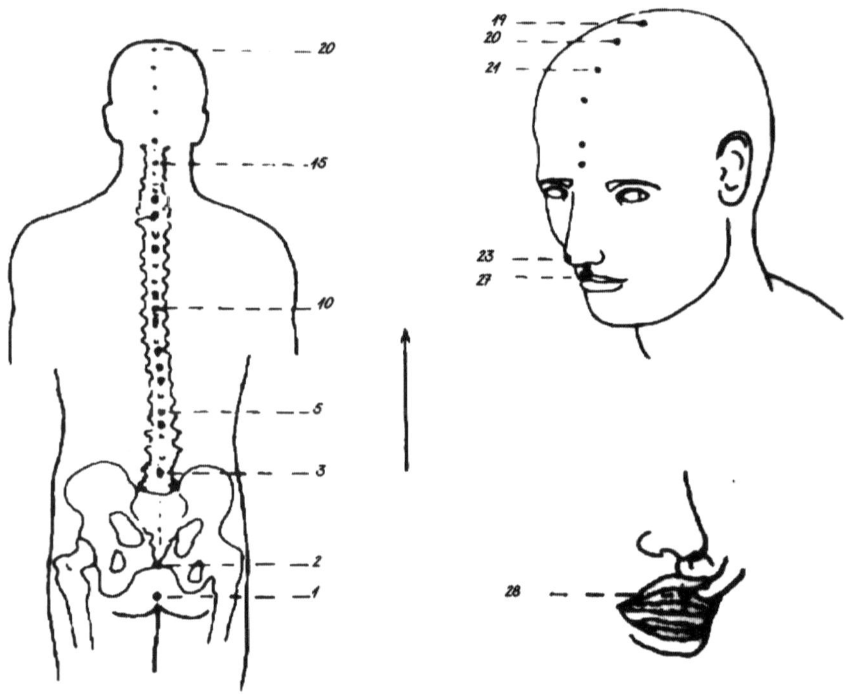

O meridiano DU MO não possui pontos de dispersão, tonificação, origem. Mas é dotado de um ponto particular considerado chave ou de comando (3-IG).

MERIDIANO DO VASO DA CONCEPÇÃO-REN MO (VC)

Este é um vaso meridiano anterior, dotado de 24 pontos, e com corrente energética que vai de baixo até em cima.

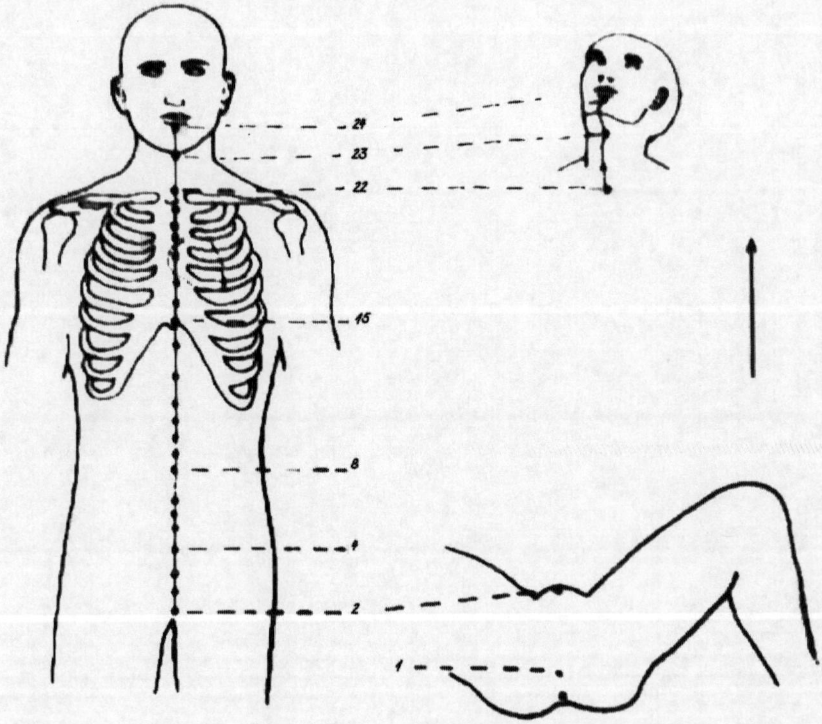

O meridiano REN MO não possui pontos de dispersão, tonificação nem origem. Mas é dotado de um ponto particular considerado chave ou de comando (7-P).

A técnica para tratar tal ponto varia de acordo com a experiência do acupuntor.

SEGUNDA PARTE

MANUAL DOS DISTÚRBIOS E DO TRATAMENTO

Para um tratamento mais eficaz, devemos tratar mais pontos em conjunto. Portanto, para cada distúrbio indicamos um ponto "principal" e alguns pontos "complementares". Salvo algumas exceções, a moxa será aplicada simetricamente sobre os pontos correspondentes à direita e à esquerda. Os tratamentos aqui descritos podem variar de acordo com a experiência e a escola de formação do acupuntor. A primeira coluna corresponde à nomenclatura aprovada pela OMS (Organização Mundial de Saúde); a segunda, àquela usada no Brasil.

L	**P**	**Meridiano do Pulmão**
LI	**IG**	**Meridiano do Intestino Grosso**
S	**E**	**Meridiano do Estômago**
Sp	**BP**	**Meridiano do Baço-Pâncreas**
H	**C**	**Meridiano do Coração**
SI	**ID**	**Meridiano do Intestino Delgado**
B	**B**	**Meridiano da Bexiga**
K	**P**	**Meridiano dos Rins**
P	**CS**	**Meridiano da Circulação-Sexo**
TE	**TA**	**Meridiano do Triplo Aquecedor**
G	**VB**	**Meridiano da Vesícula Biliar**
LIV	**F**	**Meridiano do Fígado**
GV	**VG**	**Meridiano do Vaso Governador**
CV	**VC**	**Meridiano do Vaso da Concepção**

Na localização dos pontos, faz-se referência a T'sun, o polegar chinês, correspondente à distância entre a primeira e a segunda articulações da falange do dedo médio do paciente, arredondado para formar com círculo com o polegar.

MEDIDAS DIGITAIS PROPORCIONAIS

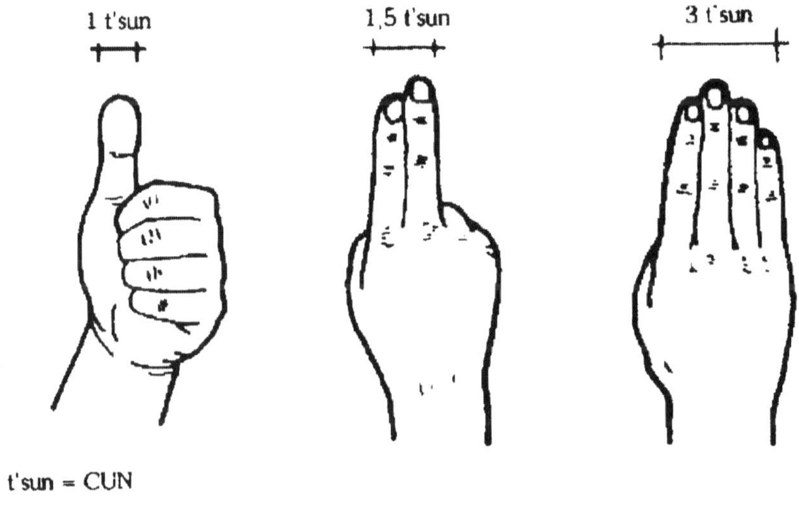

ACNE

As lesões são representadas por *cravos* (pontos escuros), *espinhas*, nódulos inflamados e cistos infectados. Manifesta-se na puberdade e regride (nem sempre) na idade adulta. Deve-se à excessiva atividade das glândulas sebáceas. A acne se manifesta sobretudo no rosto e no pescoço, nas costas e nos ombros.

É importante seguir, como terapia, as normas dietéticas e higiênicas, ou seja, deve-se excluir da dieta alimentos picantes, nozes, chocolate, bebidas alcoólicas, alimentos gordurosos e frituras.

Aplicar a moxa indireta sobre furúnculos mais volumosos, uma vez a cada dois dias, num total de dez consultas. Repetir a série, conforme a necessidade, dando um intervalo de cinco dias entre cada série.

Pontos complementares: HEGU (L14); TAICHONG (LIV3); TAIYUAN (L9); BAIHUI (GV20); GANSHU (B18); SHUGU (B65); XUEHAI (Sp10).

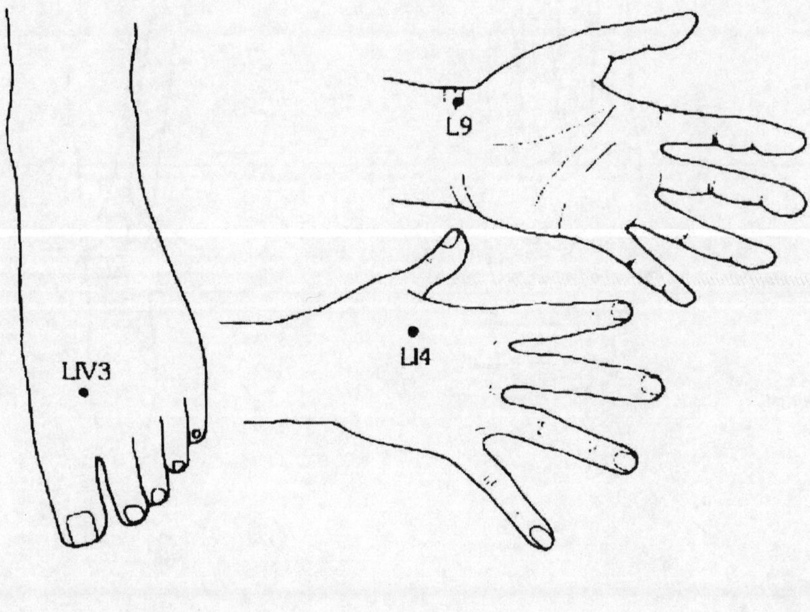

AEROFAGIA

Conhecida também como deglutição de ar ou eructação. O aumento de volume de ar gástrico se deve à deglutição excessiva de saliva e, conseqüentemente, de ar (comer rapidamente, engolir sem mastigar, fazer ingestão de bebidas gasosas), também à gastroduodenite, úlcera do duodeno e distúrbio das vias biliares. É importante mastigar bem os alimentos e reduzir o consumo de pão. Manter algo entre os dentes para evitar o tique da deglutição também ajuda.

Deve-se tratar com moxa direta os pontos NEIGUAN (P6), WEISHU (B21), ZUSANLI (S36), HEGU (L14).

As aplicações devem ser feitas uma vez ao dia, de preferência após o almoço e o jantar. Recomenda-se beber chá de rosmarino após as refeições principais.

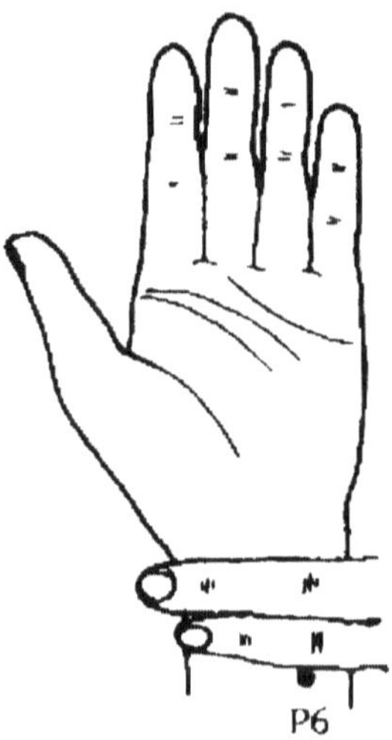

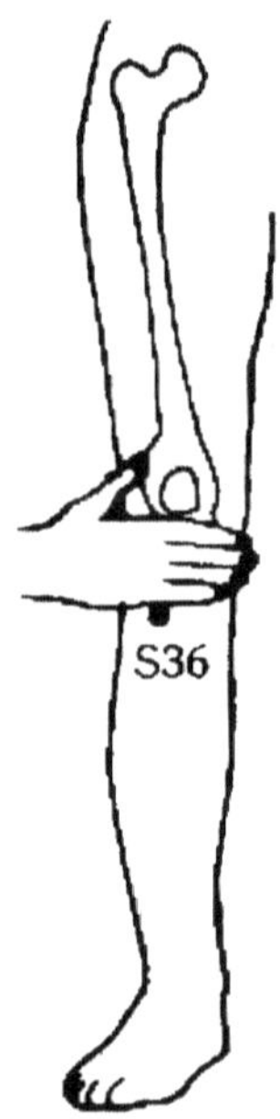

AFONIA

É a perda quase total da voz, causada por lesões ou pela paralisia do órgão da fonação. Suas causas são facilmente diagnosticadas com um exame da laringe.

Os pontos principais a serem tratados são: KONGZUI (L6); TIANTU (CV22); zona da voz.

E, ainda, FEISHU (B13) e TAIYUAN (L9).

As aplicações serão feitas duas vezes ao dia, com moxa indireta, até a normalização da voz.

Em caso de hipertensão e hipertireoidismo, devem-se evitar repetidas aplicações de moxa no pescoço.

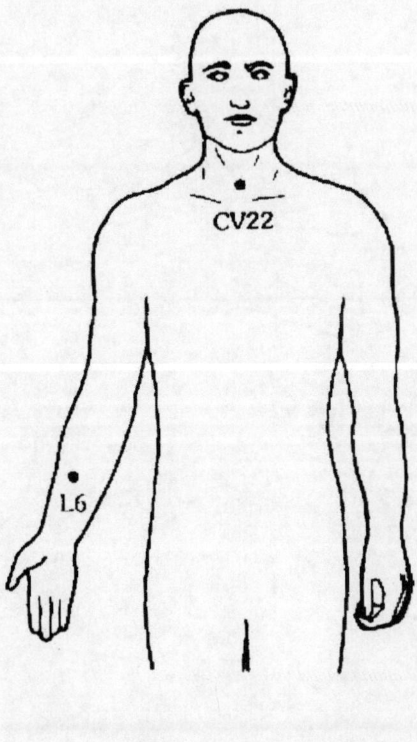

AFTA

Pequena ulceração superficial da mucosa bucal ou faringe.

Os pontos principais a serem tratados são: YANGGU (S15); TAIXI (K3).

Os pontos complementares são: JIAOSUN (TE20); SHANGYANG (LI1); CHIZE (L5); FEISHU (B13).

As aplicações devem ser diárias enquanto houver lesão, e duas semanais como manutenção. Recomenda-se um tratamento local com produtos fitoterápicos simultaneamente à moxa. Fazer um bochecho com *chá morno* de flores de altéia (malvavisco), folhas de *resedá* e nozes.

Advertência: se a afta aparecer apenas de um lado da boca, tratar os pontos deste lado, com exceção de SHANGYANG, que será tratado no lado oposto. Se a afta aparecer em ambos os lados, tratar os dois lados.

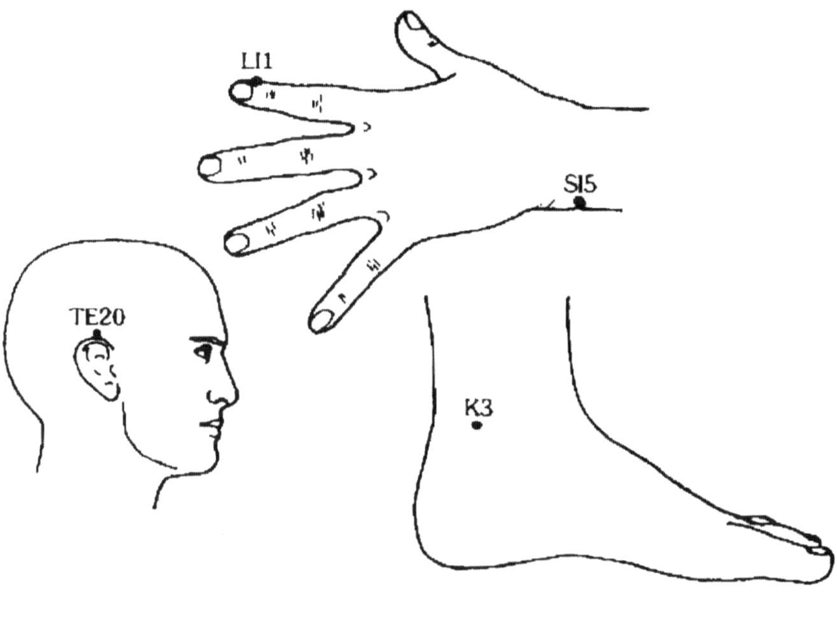

ALCOOLISMO

Juntamente com as patologias causadas pelo abuso de bebidas alcoólicas.

Os pontos são: SHUAIGU (G8)'; GANSHU (B18); HEGU (L14); QUQUAN (LIV8).

As aplicações serão indiretas: inicialmente uma por dia; posteriormente distanciadas, de acordo com a necessidade do paciente.

É importante seguir precisamente as normas dietéticas, como a exclusão de bebidas alcoólicas e alimentos gordurosos.

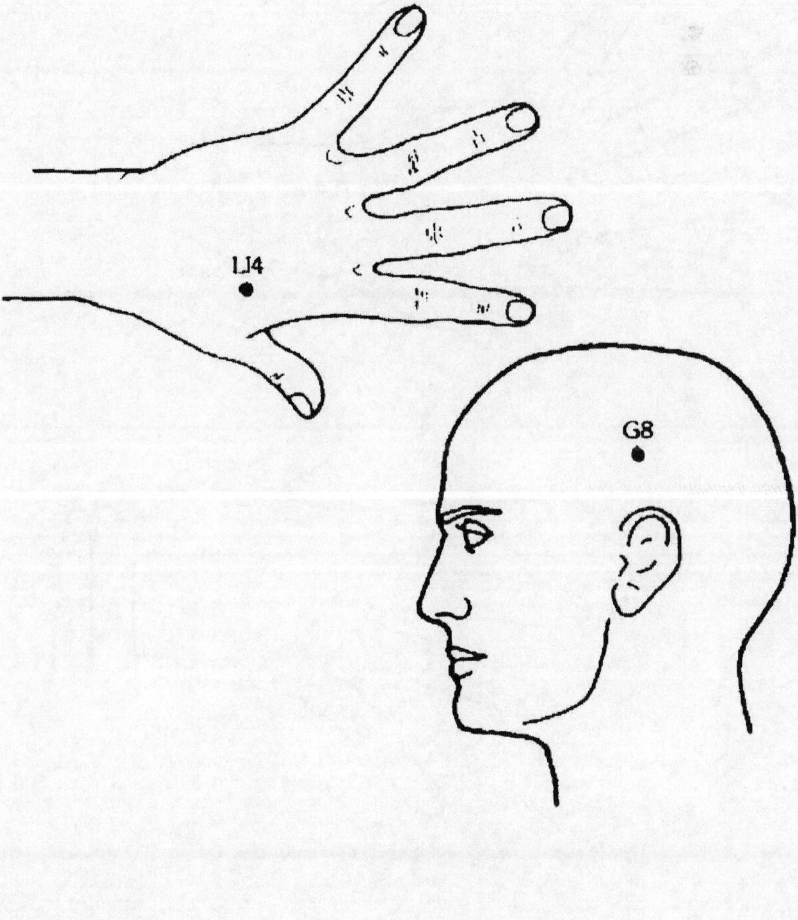

DOR NAS ARTICULAÇÕES (PULSO)

É uma dor sem lesão anatômica evidente.

Deve-se tratar com moxa direta os pontos WAIGUAN (TE5); YANGCHI (TE4) E ZHIYIN (B67); ZHIZHENG (S17).

As aplicações serão feitas a cada dois dias até o desaparecimento da dor.

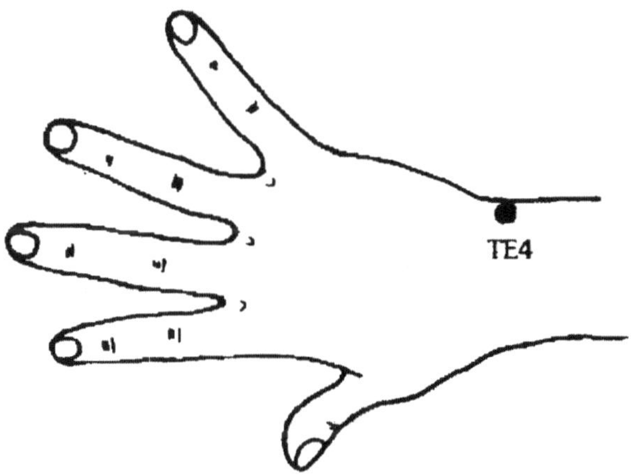

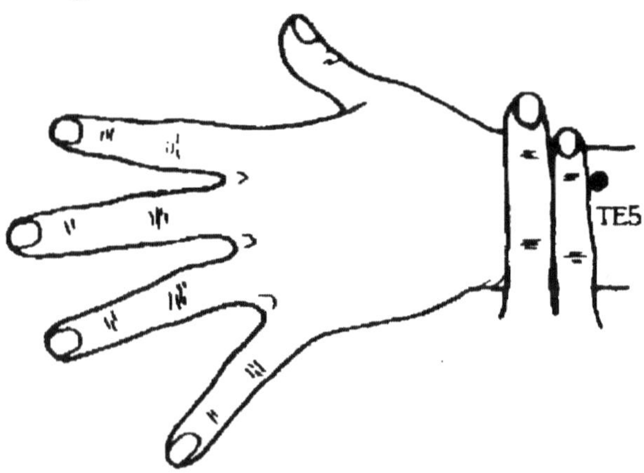

MAU HÁLITO

Pode ser causado pela ingestão ou inalação de substâncias que são excretadas pelos pulmões, pelas infecções gengivais ou dentárias, pela fermentação de pequena quantidade de comida na cavidade bucal ou pela associação com doenças de outros aparelhos.

Os pontos a serem tratados são: FOOT-QIAOYIN (G44); LAOGONG (P8); LIDUI (S45); WEISHU (B21).

As aplicações serão feitas a cada dois dias, com moxa indireta. Após dez consultas, haverá uma pausa de sete dias antes de uma nova série.

Recomenda-se fazer gargarejos com folhas de agrimônia.

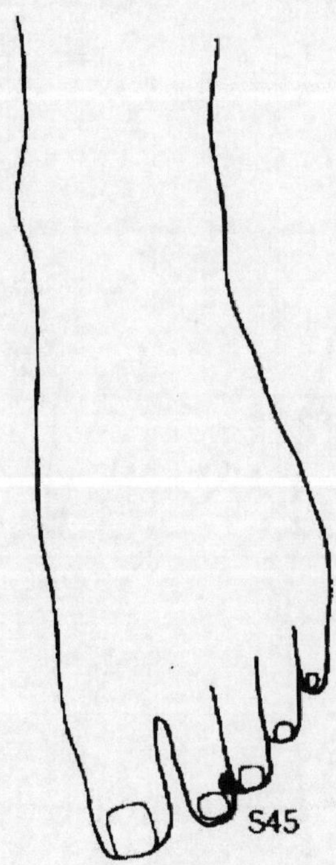

AMENORRÉIA

É a ausência total de fluxo menstrual em mulheres ainda em idade fértil ou fora da gestação. Pode ser primária, quando uma menina passa à idade da puberdade sem menstruar; ou secundária, quando sobrevém em uma mulher ainda em idade menstrual.

Após esclarecida a causa (hormonal, traumática, anomalias nas vias genitais), cauterizam-se os seguintes pontos: GUANYUAN (CV4); GANSHU (B18); PISHU (B20); SHENSHU (B23); TIANSHU (S25); ZUSANLI (S36); SANYINJIAO (Sp6); HEGU (L14); GUILAI (S29); CILIAO (B32).

Moxa indireta: uma a cada dois dias, durante duas semanas.

Recomenda-se uma terapia com cápsulas de sálvia.

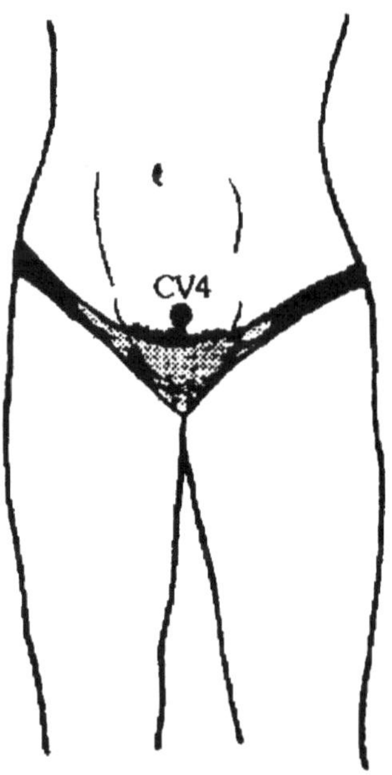

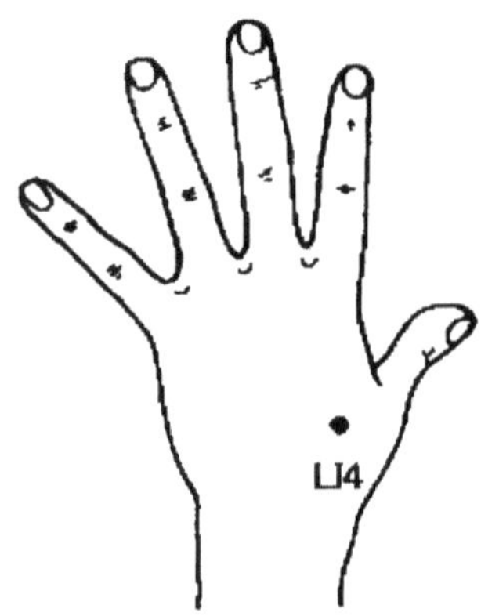

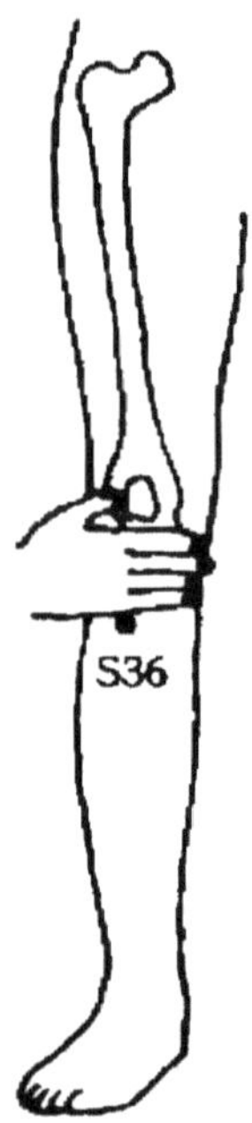

ANEMIA

Empobrecimento do sangue, caracterizado pela diminuição de um ou mais de seus componentes. Pode ser acompanhada de fraqueza, vertigens, cefaléia, zumbidos, fadiga e sonolência. Pode manifestar também amenorréia, perda da libido e distúrbios gastrintestinais.

Os pontos a serem tratados são: GAOHUANG (B43); ZUSANLI (S36); CHANG QIANG (GV1).

Durante duas semanas, fazer uma aplicação diária com moxa direta. Se necessário, recomeçar o tratamento após um intervalo de dez dias.

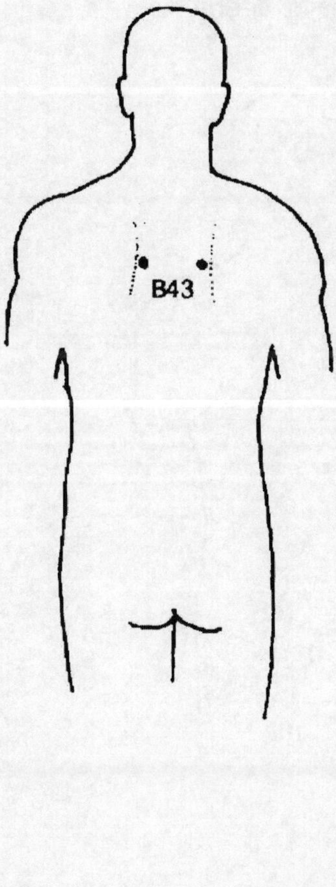

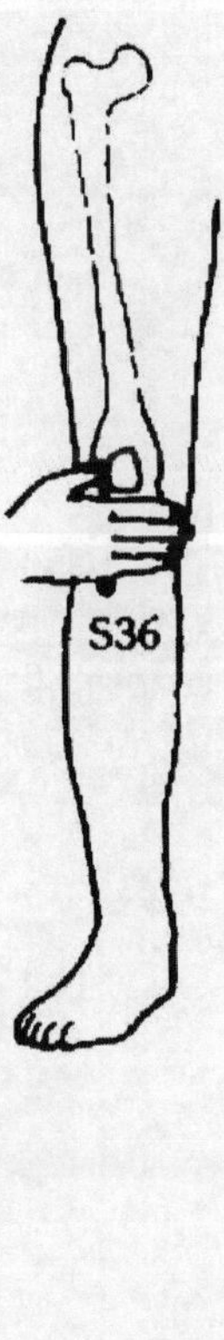

AMIGDALITE

Inflamação aguda das amígdalas, causada geralmente por uma infecção estreptocócica ou, também, por uma infecção viral. Caracteriza-se pela dor de garganta, mais forte na deglutição e que freqüentemente se estende até os ouvidos. Outros sintomas evidentes são: mal-estar, febre alta, vômito e cefaléia.

Os pontos a serem tratados são: SHAOSHANG (L11), CHIZE (L5); LIEQUE (L7); ZONGZHU (TE3).

As aplicações serão feitas duas vezes ao dia, durante, no máximo, quarenta e oito horas, com o uso da moxa indireta.

Importante: se a dor manifestar-se unilateralmente, tratar apenas o ponto correspondente da parte oposta.

Recomenda-se gargarejos com chá de agrimônia.

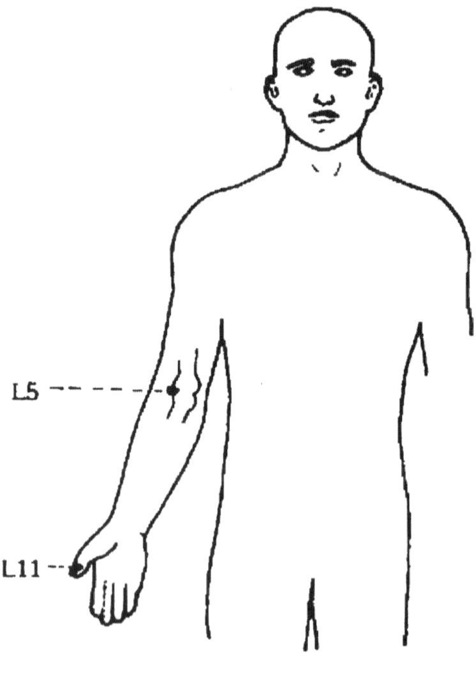

ANSIEDADE

Condição emocional que se caracteriza pela sensação de medo, apreensão, aumento de tensão física e/ou psíquica. Surge repentinamente, acompanhada de tremores, sudorese, palidez, sensação de aperto no peito, falta de ar, vertigens e *dispersão*.

Os pontos a serem tratados são: DALING (P7); TONLI (H5).

Os pontos complementares são: NEIGUAN (P6); SHENMEN (H7); FEMUR-WULI (LIV10).

O médico fará três aplicações por dia, durante uma semana, com moxa indireta. A série será repetida após um intervalo de cinco dias.

Recomenda-se um ciclo mensal como manutenção.

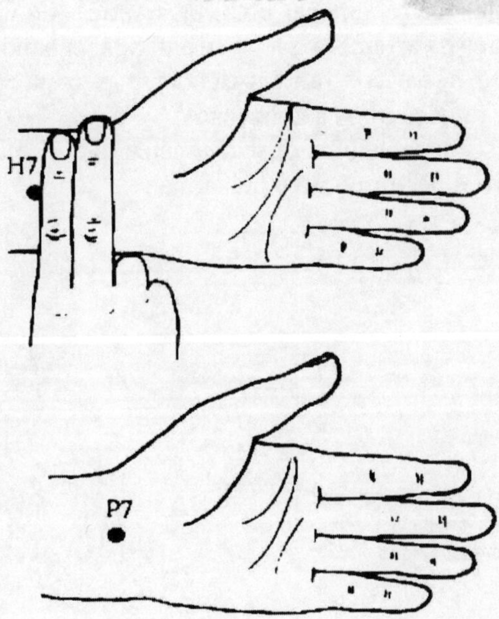

ASMA

Doença caracterizada por crises de dispnéia, devido ao espasmo, à congestão, à hipersecreção bronquial que podem manifestar-se por muitos dias (crise asmática). Entre uma crise e outra, o aparelho respiratório funciona normalmente. Sua evolução é particular, freqüentemente acompanhada por doenças equivalentes. Com o passar do tempo, as crises mudam de caráter (asma úmida e asma *intrínseca*), com expectoração e às vezes febre, que podem suceder-se tão rapidamente que instala um mal-estar tal gerando um *descompasso* cardíaco.

Os pontos a serem tratados com moxa indireta são: FENGLONG (S40); FEISHU (B13); LIEQUE (L7); CHIZE (L5); GAOHUANG (B43); ZHONGFU (L1).

Aplicações: uma a cada dois dias. Após quinze aplicações, suspender por uma semana, até recomeçar uma nova série. Algumas pessoas são sensíveis à fumaça da artemísia. Deve-se então fazer a moxa num cômodo arejado, porém não frio. Jamais deixar o paciente num ambiente impregnado de fumaça após a aplicação.

Aconselha-se, durante uma crise dispnéica, fazer com que o paciente fume um cigarro de estramônio e beladona.

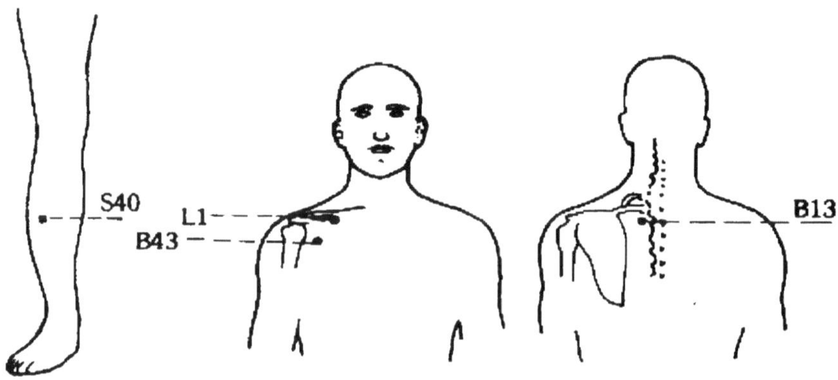

ASTENIA

Tal termo se refere àquele estado de depressão geral acompanhado de insuficiências múltiplas, ou seja, enfraquecimento de um órgão ou sistema.

Os pontos a serem tratados são: GAOHUANG (B43); SHENJUE (CV8); SHEN SHU (B23).

Pontos complementares: GUANYUAN (CV4); ZUSANLI (S36); BAIHUI (GV20).

Aplicações: uma por dia, com moxa indireta. Após quinze aplicações, haverá uma pausa de cinco dias. Alternar o tratamento de GAOHUANG e GUANYUAN com SHEN SHU e ZUSANLI.

Recomenda-se complementar o tratamento com guaraná em pó.

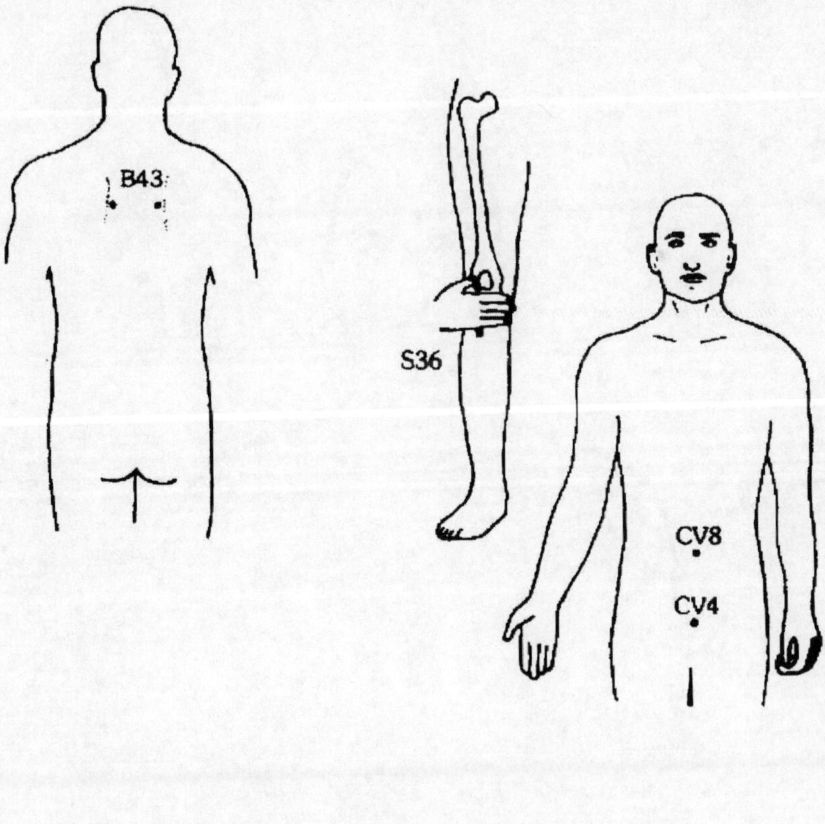

DOR NO BRAÇO

Nevralgia do plexo braçal. As crises podem manifestar-se intercaladas por longos períodos *sem dor*.

Pontos a serem tratados: JIANYU (LI15); YANGFU (G38); e ainda JIANLIAO (TE14); ZHONGFU (L1); FEIYANG (B58); DAZHONG (K4).

Número de aplicações: uma por dia, com moxa direta. Após uma série de quinze, suspender por sete dias.

Recomenda-se aplicar sobre a área um bálsamo de rosmarino, cânfora, óleo de papoula mediterrânea e tomilho ou cataplasmas de folhas cozidas de Bardana ou folhas cruas de repolho.

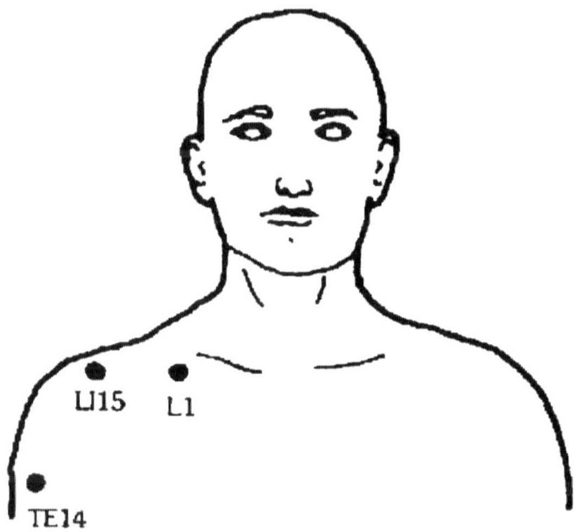

BRONQUITE

Inflamação aguda *do tronco* traqueobronquial, geralmente com total restabelecimento. Não obstante, a bronquite, seja de pouca gravidade, pode apresentar-se mais gravemente em pacientes com infecções pulmonar ou cardíaca.

Pontos principais: FENGLONG (S40); LIEQUE (L7) e ZHONGFU (L1), complementar.

Aplicações: uma a cada dez dias, com moxa indireta. Após quinze aplicações, fazer um intervalo de cinco dias e recomeçar o ciclo.

Recomenda-se adicionar ao tratamento chá de broto de choupo-preto e folhas de sabugueiro.

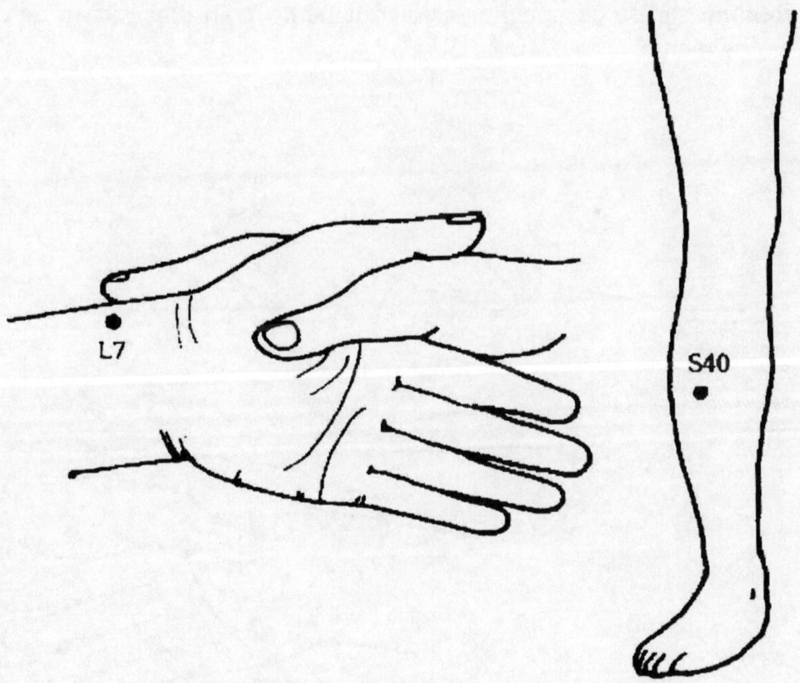

CEFALÉIA

É sintoma de numerosas doenças que agem através do estímulo de compressão de uma ou mais estruturas sensitivas da cabeça. Na maior parte dos casos, existe uma relação de causa e efeito com outras patologias.

É importante que o médico diferencie os aspectos orgânicos, e então trate com a moxa os pontos principais: LIEQUE (L7) e HEGU (L14), que comandam os meridianos que passam pela cabeça e rosto e regulam a circulação de energia e de sangue nesta região.

Pontos complementares: LIDUI (S45) e TAIBAI (Sp3).

Neste tipo de patologia, o tratamento será particular, ou seja, o acupuntor fará uma aplicação a cada trinta minutos até o desaparecimento da crise.

Recomenda-se complementar o tratamento com uma xícara de chá morno de menta.

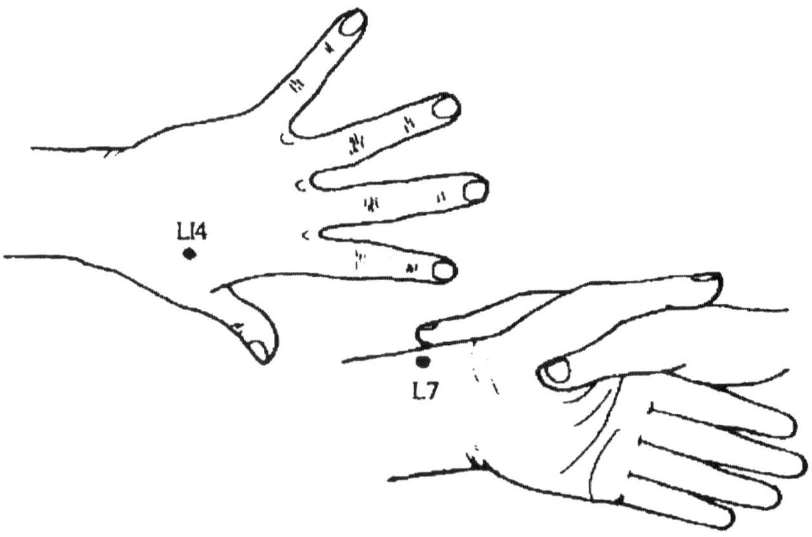

CÓLICA INTESTINAL

Refere-se a dor nas vísceras abdominais. É comum que o paciente já sofra do mal, mas a cólica pode chegar de improviso e violentamente. Às vezes permanece por vários dias, repetindo-se nos mesmos horários, de dia ou de noite.

Antes de diagnosticar o mal como cólica intestinal, é necessário excluir outras possíveis causas, e então intervir nos pontos: GONGSUN (Sp4); LIDUI (S45); SANJIAN (L13); e ainda XIAOHAI (S18) e ZHIZHENG (S17).

Será feita uma aplicação com moxa indireta no momento da crise, como *tratamento de choque*. Como manutenção, as aplicações serão feitas uma a cada dois dias, durante uma semana.

Recomenda-se beber, no decorrer do dia, *xarope* de Líquen-da-Islândia.

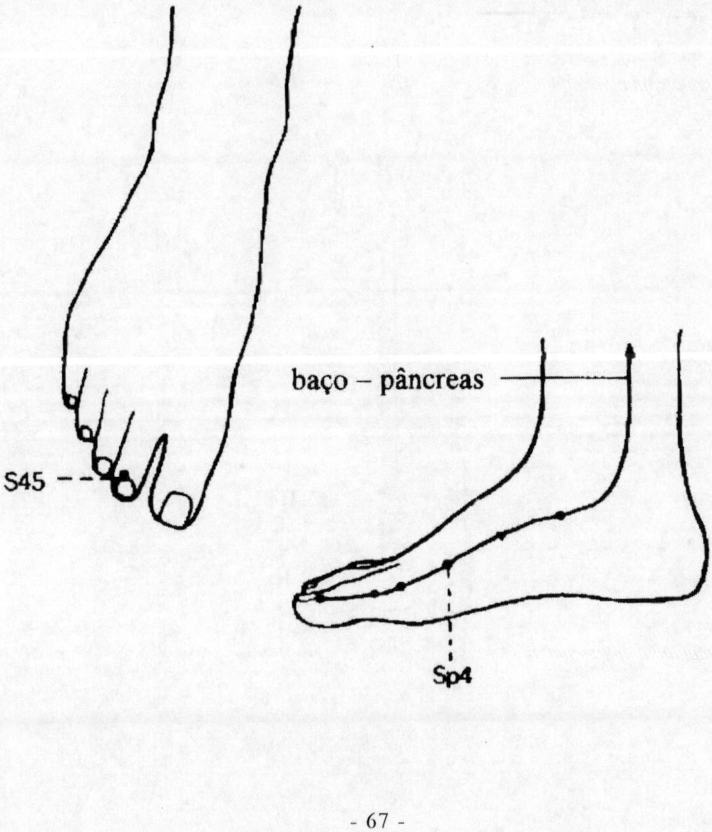

COLUNA VERTEBRAL (DORES)

Síndrome caracterizada por dores contínuas que ultrapassam rapidamente a região em questão, difundindo-se em geral. Tais dores são acompanhadas pela perda de cálcio do esqueleto e, às vezes, por problemas psíquicos.

Pontos principais: DUSHU (B16); FEIYANG (B58); ZHIYIN (B67). É importante tratar também os pontos nos quais a dor se localiza.

Aplicações: uma a cada dois dias, com moxa direta. Após uma série de quinze, fazer uma pausa de uma semana. Continuar o tratamento até que se observe uma melhora progressiva.

Aplicar um cataplasma com folhas frescas e amassadas de absinto.

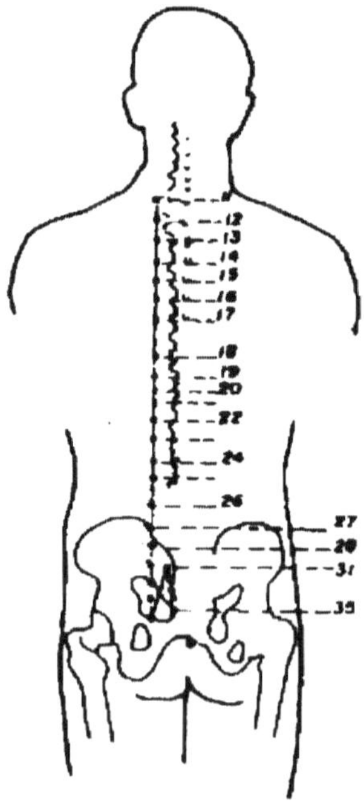

CÃIBRA

Contração dolorosa e transitória de um músculo ou grupo muscular. A dor é repentina e atinge primeiramente os músculos das extremidades. Dores muito fortes podem imobilizar as mãos e os pés.

Os pontos a serem tratados são: JINGGU (B64); NEIHUAIJIAN (ponto fora dos meridianos) e ainda CHENGSHAN (B57); HANDWANGU (S14); HOUXI (S13).

Aplicações: uma a cada dois dias. Após uma série de dez, suspender por uma semana. Recomeçar caso seja necessário.

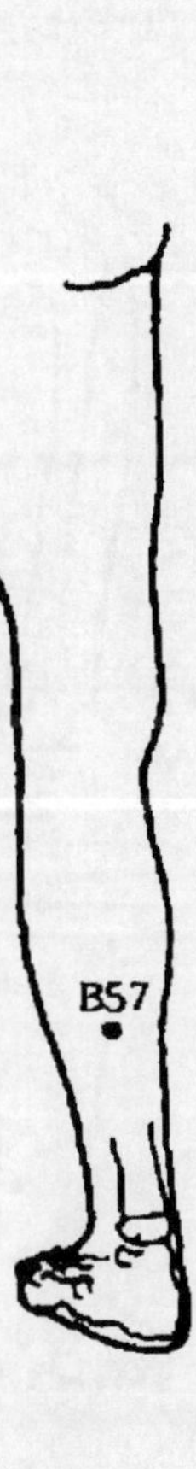

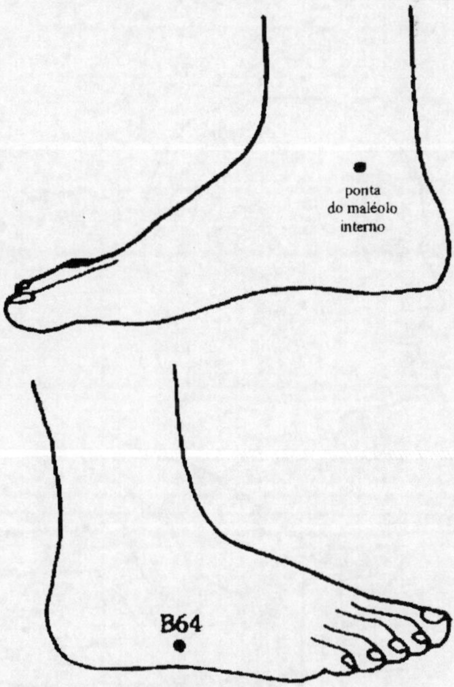

NEIHUAIJIAN coincide com o ponto do maléolo interno (tornozelo).

DEPRESSÃO

Síndrome caracterizada por modificações do humor, sensação de angústia, tristeza, ansiedade, tédio, insônia, sensação de perigo, idéias delirantes e suicidas.

Os pontos são: BAIHUI (GV20); ZUSANLI (S36); SHENMEN (H7) e ainda YINSHU (B15); JUJUE (CV14); TONLI (H5); ZHIZHENG (S17).

Aplicações: uma a cada dois dias, com moxa indireta. Após a décima, suspender por uma semana. Recomeçar, se necessário.

Recomenda-se chá de camomila ou de papoula (flores).

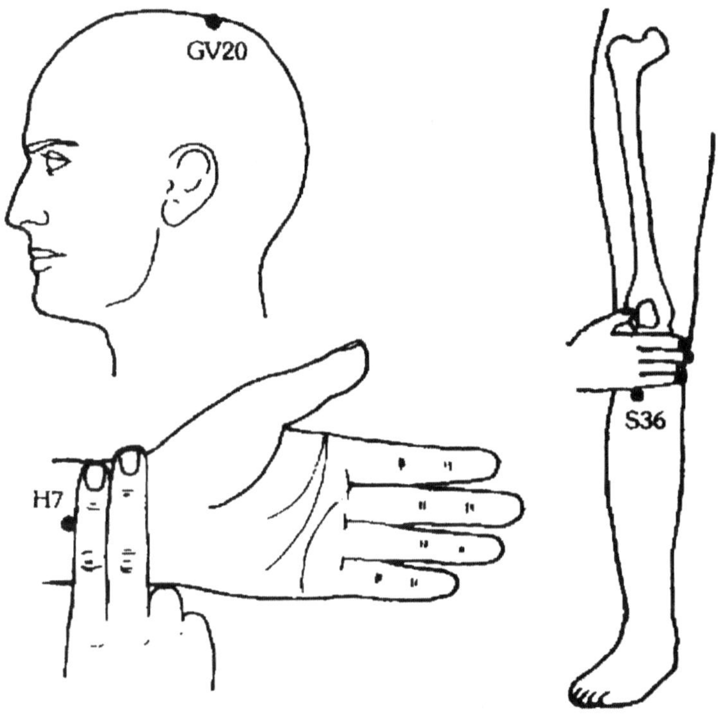

DIARRÉIA

Defecações líquidas e freqüentes em relação aos hábitos normais do paciente. A evacuação intestinal varia de uma pessoa para outra. Um aumento desta freqüência, sangue ou muco nas fezes podem indicar a presença de uma doença.

Os pontos principais a serem tratados são: SHENJUE (CV8); SANJIAN (L13) e YANGLINGQUAN (G34); ZUSANLI (S36); SHANGWAN (CV13).

Aplicações: de duas a quatro por dia, se a diarréia for aguda. Uma a cada dois dias, se a diarréia for habitual, como sintoma de colite crônica.

Recomenda-se beber chá de folhas e talos de urtiga.

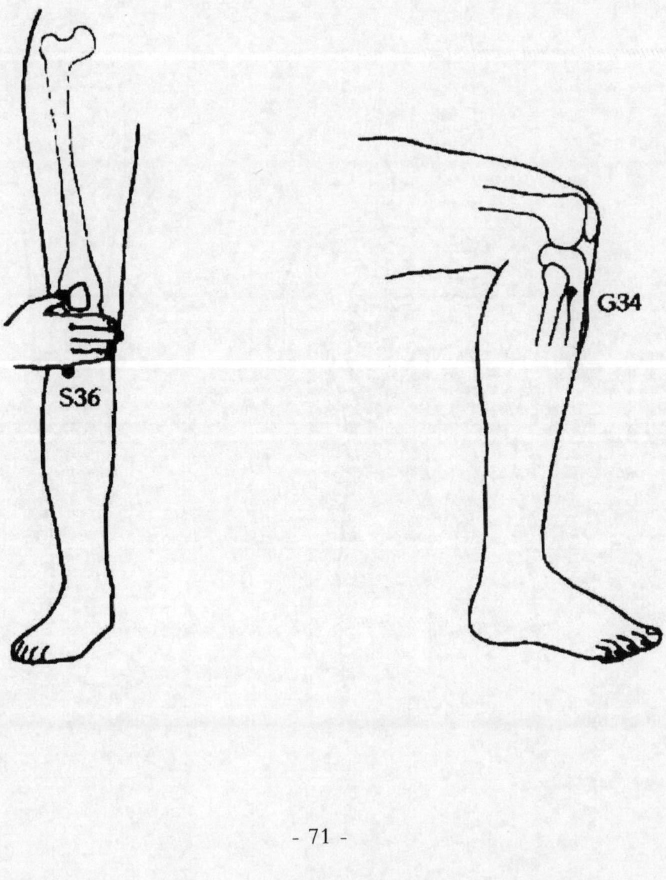

MÁ DIGESTÃO

Digestão lenta e difícil.

Tratar os pontos: ZHONGWAN (CV12); CHONGYANG (S42), principais; e ZUSANLI (S36), complementar.

Aplicações: uma após a principal refeição, durante uma semana. Após esta série, dar um intervalo de uma semana para observação.

Advertência: este tratamento não deve ser aplicado com freqüência em pessoas sangüíneas, hipertensas ou diabéticas. O tratamento será bastante benéfico para pessoas magras, friorentas e com pouco apetite.

Recomenda-se tomar uma cápsula de angélica uma hora após as refeições.

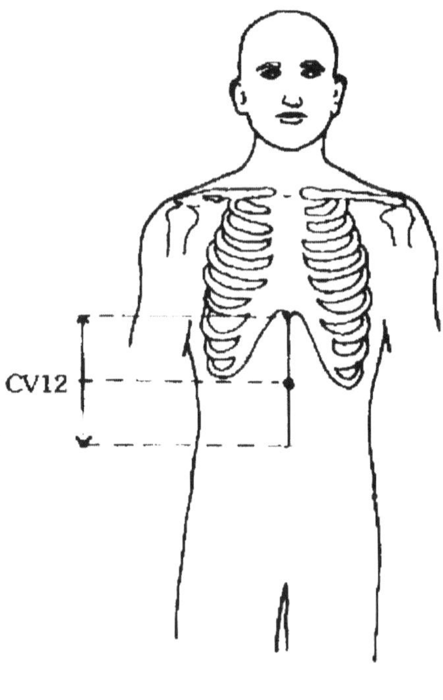

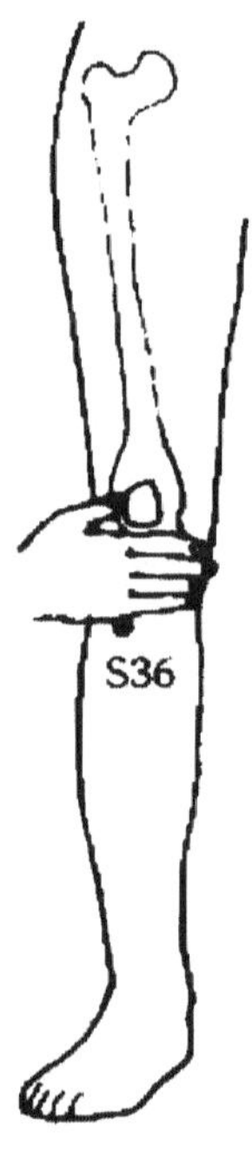

DISMENORREIA

Menstruação particularmente dolorosa. A dor, do tipo *espasmódica*, localiza-se na região pubiana, irradiando-se para os quadris, região lombar e coxas. Ela coincide com o início do fluxo menstrual e pode durar em torno de três dias.

O ZIGONG (ponto especial para o útero) será o ponto principal tratado pelo calor. Os pontos QUGU (CV2); GUANYUAN (CV4); LIGOU (LIV5); BAIHUI (GV20) serão os pontos complementares.

Advertência: a cauterização deve ser morna, ou seja, o bastão deve ser mantido longe do ponto, para que o calor seja doce e penetrante, e terá a duração de três a cinco minutos por ponto.

Recomenda-se um tratamento fitoterápico, paralelamente, que utilizará plantas de efeito analgésico e estimulante, como *artemísia* (flores e folhas), papoulas (flores), menta (folhas), valeriana (raiz) e outras.

Pessoalmente prefiro usar um *chá* composto de erica (flores), papoulas (flores), menta (folhas), tília (flores) e valeriana (raízes).

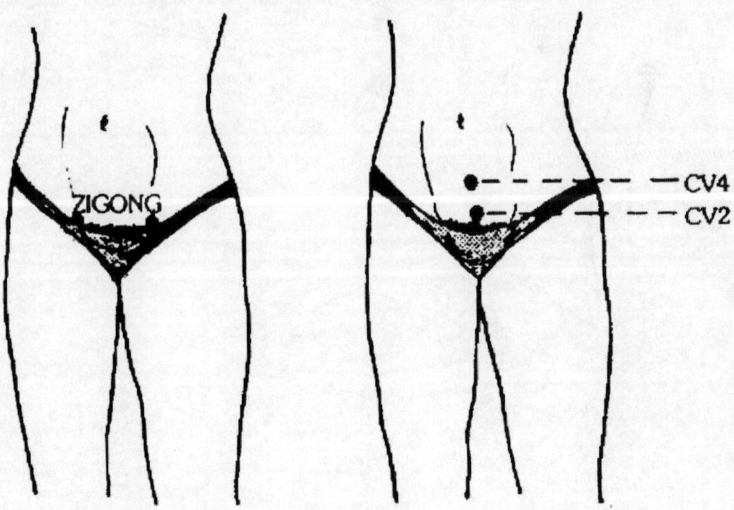

DOR NO DEDAO

Em caso de dor no dedão, tratar com moxa direta os seguintes pontos: DADU (Sp2); TAIBAI (Sp3); ZHIYIN (B67) e JIEXI (S41).

Aplicações: uma a cada dois dias até o desaparecimento da dor.

Recomenda-se fazer cataplasmas de folhas de repolho cozidas.

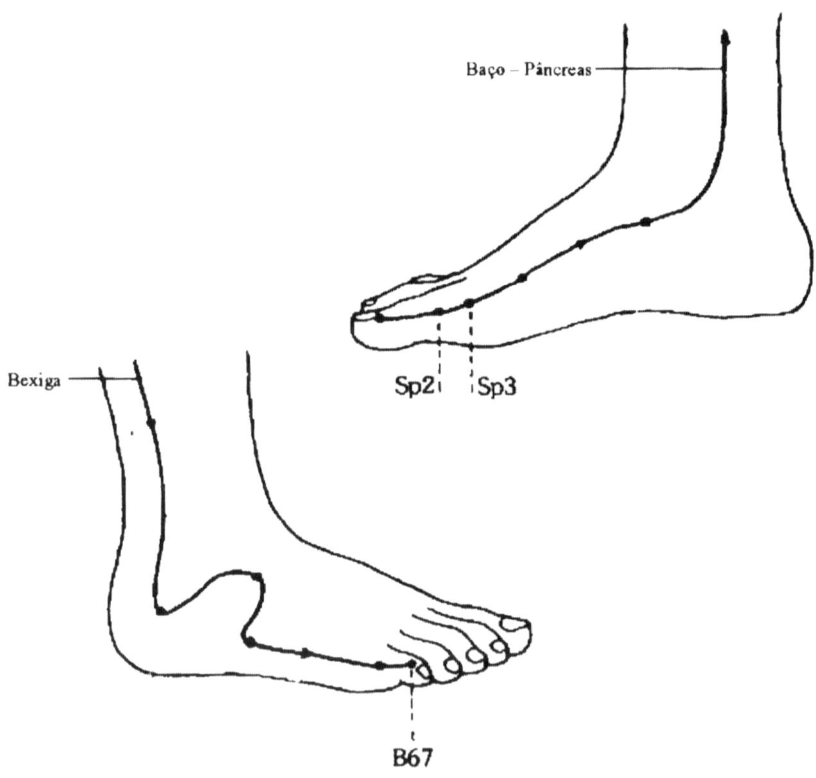

ECZEMA

Lesão na pele caracterizada por placas avermelhadas, ligeiramente em relevo, sobre as quais aparecem grupos de pequenas veias que, abrindo-se, favorecem a saída de líquido seroso.

É importante cauterizar a uma distância que não provoque queimaduras na superfície lesada.

XUEHAI (Sp10) – cujo nome significa "mar de sangue", pois cura todas as doenças do sangue, dentre as quais se classificam as doenças da pele – é o ponto mais tratado, juntamente com GANSHU (B18); TAIYUAN (L9); ZUSANLI (S36); HEGU (LI4); LIDUI (S45).

Aplicações: uma a cada dois dias. No decorrer da aplicação, cauterizar a lesão e, sucessivamente, os pontos de acupuntura. Após quinze aplicações, suspender por sete dias.

Recomenda-se a utilização, paralelamente, de produtos fitoterápicos de ação antiinflamatória, antialérgica e de drenagem/cicatrizante.

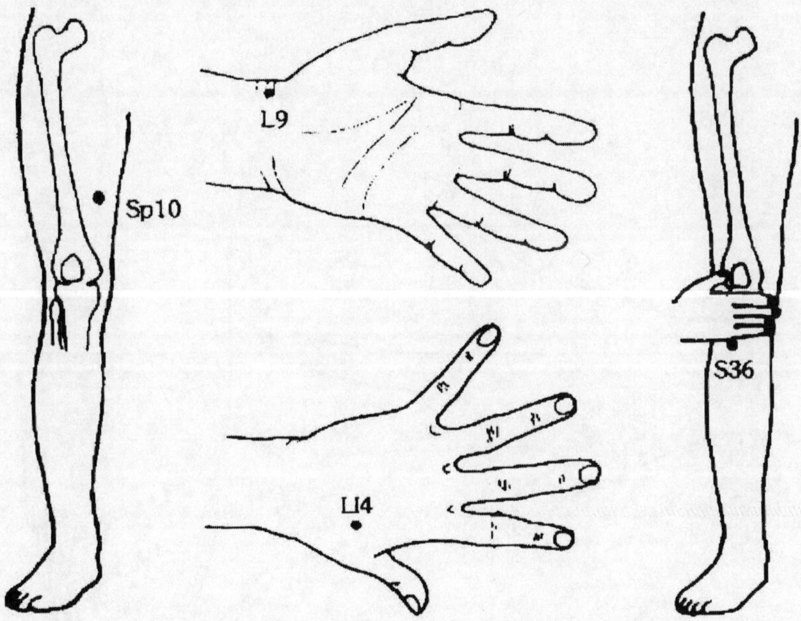

ENXAQUECA

Síndrome caracterizada por ataques freqüentemente violentos de dor de cabeça, que se origina na região temporal e orbital. Tal patologia é freqüentemente acompanhada de mal-estar, náusea, vômito, afonia, distúrbios vasomotores, problemas psíquicos e convulsões.

Pontos principais: HEGU (LI4); LIEQUE (L7).

E pontos complementares: LIDUI (S45); TAIBAI (Sp3).

O tratamento de emergência consistirá em aplicações de três minutos, três vezes ao dia, com intervalos de quinze minutos, até o alívio ou desaparecimento da patologia. A manutenção consistirá numa aplicação em dias alternados, durante dois meses.

Recomenda-se a utilização de produtos fitoterápicos de uso externo (cataplasmas de menta na testa) e de uso interno (chá de *sumidades floridas*) de Rosmarino.

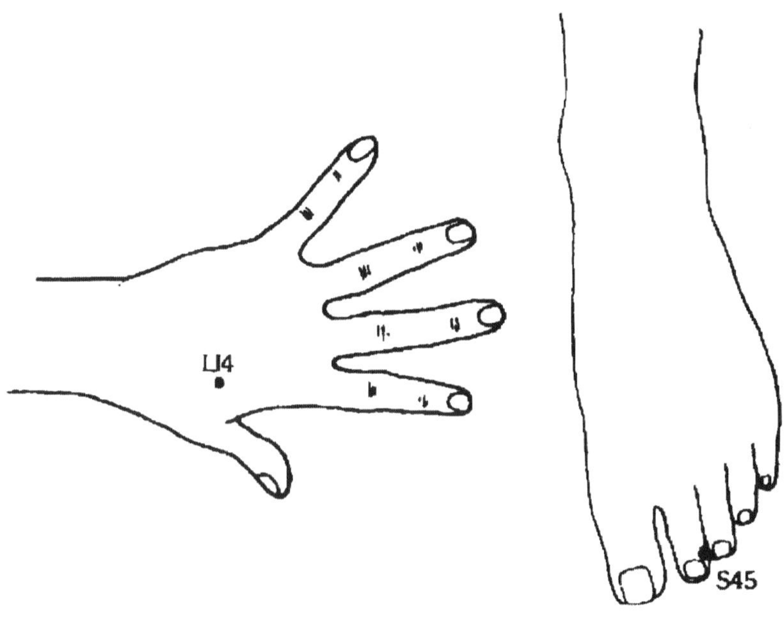

HEMORROIDA

Alterações varicosas das veias ano-retais. Podem ser externas ou internas, desenvolvendo-se sobre o esfíncter anal. Os fatores que podem causar o aparecimento da hemorróida são: prisão de ventre, esforço na defecação e infecções anais. Os sintomas podem ser leves, como prurido, infecções etc. Mas também podem ser graves, como anemia e hemorragia crônica.

O ponto principal é BAIHUI (GV20); e os complementares são: DADUN (LIV1) e SHANGQIU (Sp5).

Para acalmar a crise, o tratamento de emergência consistirá em três aplicações diárias.

A terapia de manutenção consistirá em uma aplicação a cada dois ou três dias.

É importante seguir precisamente as normas higiênico-dietéticas e fazer aplicações com malva (flores), bardana (folhas) e choupo-negro.

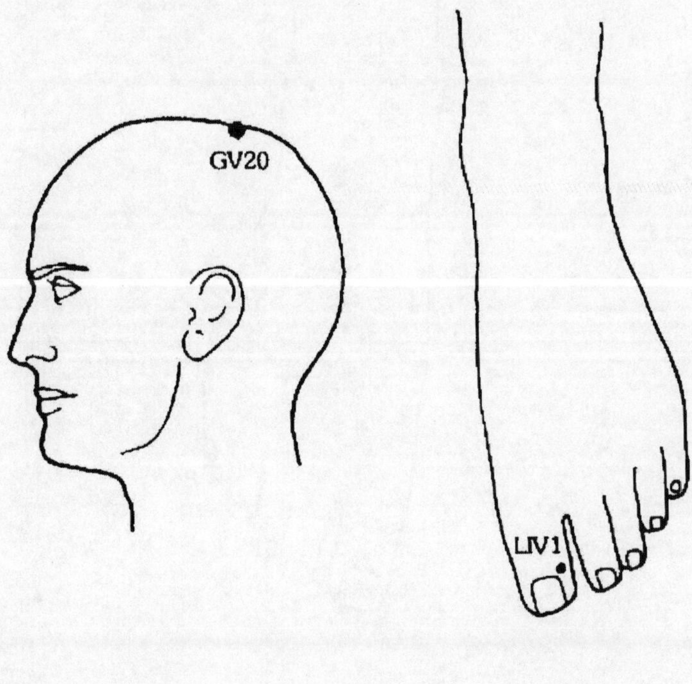

ENURESE

Perda involuntária de urina, quase sempre noturna, causada por um distúrbio no controle da bexiga, freqüentemente de origem psíquica.

Pontos principais: ZHIYIN (B67) e PANGGUANGSHU (B28).

Aquecê-los de três a cinco minutos todas as noites.

Alternar uma série de quinze aplicações com uma semana de pausa. Evite fazer aplicações no quarto de dormir. Podem ser necessárias quatro ou cinco séries de aplicações. Recomenda-se associar à moxabustão a acupuntura, tratando os pontos SHENSHU (B23), TAIXI (K3), DADUN (LIV1) e SANYINJIAO (Sp6).

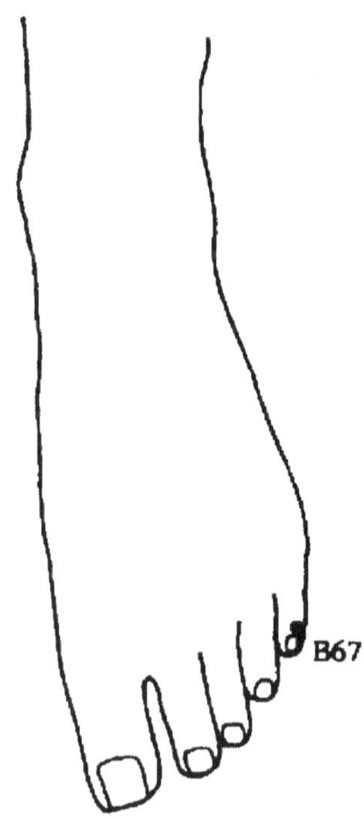

FRIGIDEZ

Inércia das funções genitais e persistente inibição da excitação durante a atividade sexual, manifestada pela incapacidade de atingir e manter uma resposta até o término do ato sexual. Em particular na mulher, manifesta-se com a impossibilidade de atingir o orgasmo com o coito vaginal.

Pontos a serem cauterizados: SHIMEN (CV5) e SANYINJIAO (Sp6).

Aplicações: uma a cada dois dias. Dar uma pausa de uma semana após uma série de quinze aplicações.

Advertência: não fazer cauterização durante a menstruação ou durante *perda de sangue pela genitália*.

Recomenda-se uma colher de guaraná de manhã e à noite.

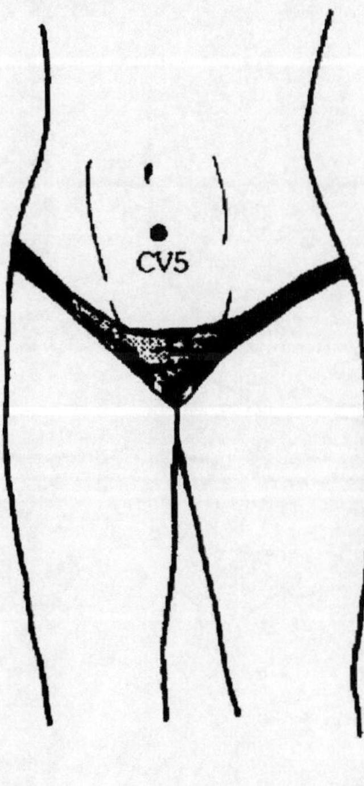

PERNAS PESADAS

Sensação de peso acompanhada de mal-estar.

Os pontos principais são: GUANGMING (G37); FEMUR-FUTU (S32); SANYINJIAO (Sp6) e GONGSUN (Sp4).

Aplicações: uma, quando começar a sensação de peso. Como terapia, uma em dias alternados. Após uma série de dez aplicações, suspender por uma semana.

Recomenda-se chá composto de anis verde, hamamélis e videira.

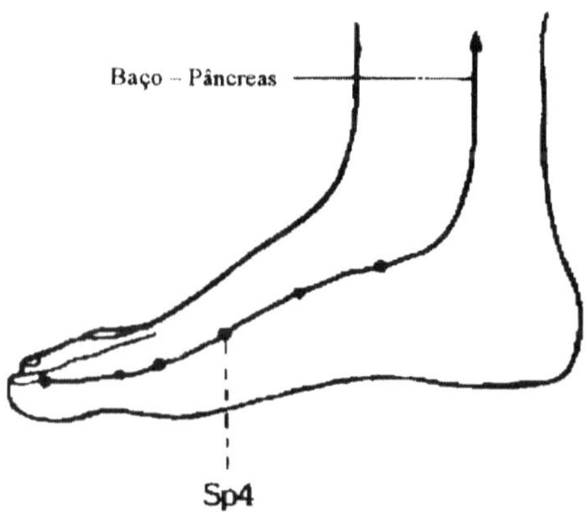

FRIEIRA

Lesão que se manifesta, sobretudo, nos dedos dos pés e das mãos, caracterizada por inchaço, vermelhidão e dor. A causa principal deste problema é representada pelo frio.

Pontos a serem cauterizados nas mãos: YEMEN (TE2); DADU (Sp2); WAIGUAN (TE5). Pontos a serem cauterizados nos pés: YONGQUAN (K1) e TAIXI (K3).

Aplicações: uma por dia ou em dias alternados. Após uma série de quinze, haverá uma pausa de pelo menos duas semanas.

É importante lembrar que, tanto nas mãos quanto nos pés, é necessário que se aqueça o ponto mais doloroso ou frio.

A critério do médico, se farão aplicações locais com chá de sementes de castanheiro.

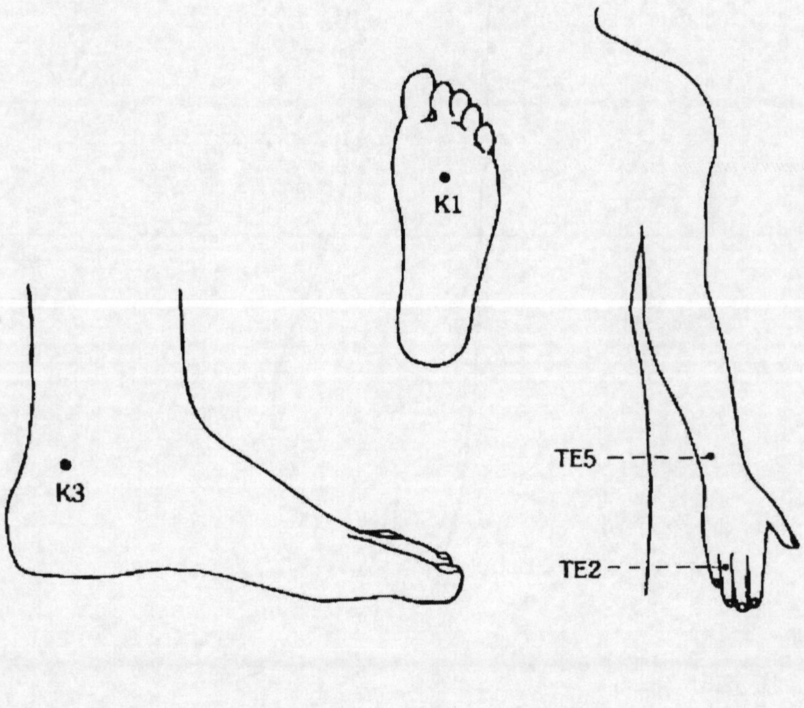

GOTA

Doença geralmente hereditária do metabolismo, com hiperprodução de ácido úrico. Sintomas característicos: inchaço e dor articular, geralmente no dedão, sempre acompanhados de febre.

Ponto principal: ZINGJIAN (LIV2).

Ponto complementar: TAICHONG (LIV3).

Aplicações: uma por dia. Após uma série de dez, suspender por uma semana. Repetir até o desaparecimento da sintomatologia.

Recomendam-se produtos fitoterápicos, como cápsulas compostas de menta, gengibre, groselha e salicácea ou salgueiro.

Posologia: uma cápsula três vezes ao dia, antes das principais refeições.

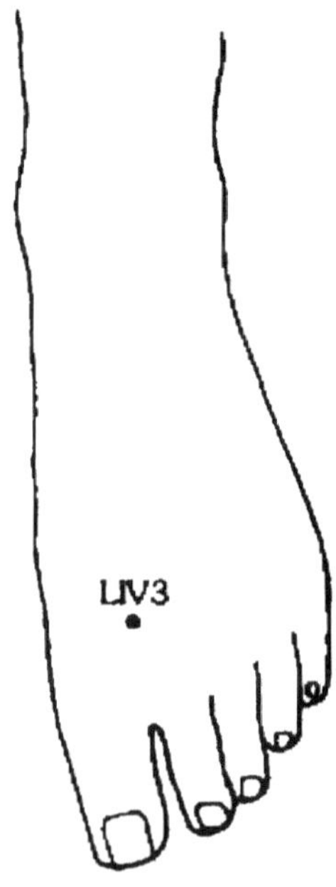

HERPES LABIAL

Lesão cutânea, caracterizada por bolhas transparentes, isoladas ou reunidas, em torno da boca. É provocada por um vírus e pode causar queimação, prurido e dor.

Os pontos para tratar a erupção são: DICANG (S4); TAICHONG (LIV3); GAOHUANG (B43); TONLI (H5).

Aplicações: uma por dia até o desaparecimento da erupção. Aquecer os pontos ao redor do herpes. Como manutenção, aquecer o ponto TAICHONG, duas ou três vezes por semana, entre uma erupção e outra. Após uma série de seis, analisar os resultados.

Recomenda-se o tratamento local com calêndula e cipreste.

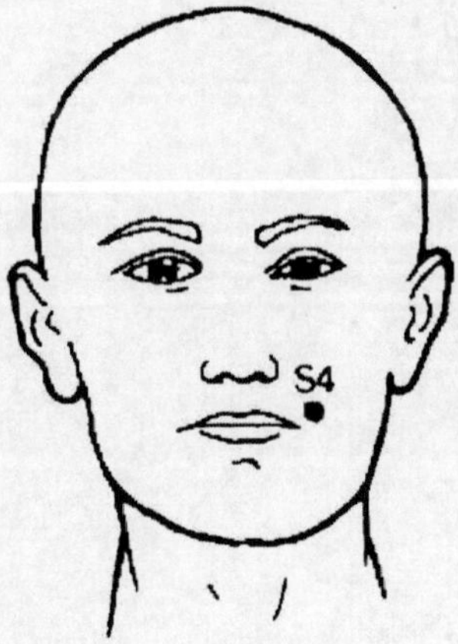

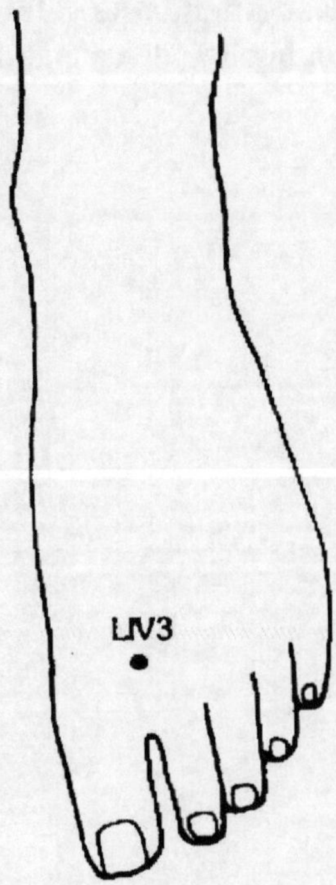

HERPES ZOSTER

Comumente chamado de *Fogo de Santo Antônio*, é provocado pelo vírus *varicela-zoster*, o mesmo que provoca a catapora. Pode aparecer em qualquer idade; no entanto, é mais comum após os 50 anos. Os sintomas, febre e mal-estar, podem produzir-se cerca de quatro dias antes da manifestação da doença.

Aplicações: duas por dia, na fase aguda. Uma a cada dois dias, para tratamento de seqüelas.

Advertência: aquecer a área dolorida apenas após o desaparecimento das bolhas, no estado posterior, e não na fase aguda.

Pontos principais: ZHIGOU (TE6); YANGLINGQUAN (G34); e, ainda, a área dolorida e o ponto TONLI (H5).

Recomenda-se aplicar no local um gel composto de extrato hidroglicólico de calêndula, cipreste e *resedá*.

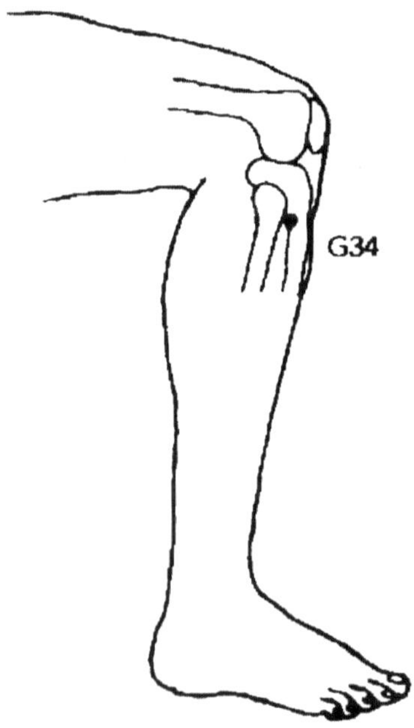

IMPOTÊNCIA

Ausência ou insuficiência de ereção que não permite ao homem uma relação sexual normal. Sua origem pode ser tanto psicológica como orgânica.

A psicológica pode ser ocasional ou constante, causada por estresse, estado depressivo etc. E a orgânica pode ser causada por lesões nervosas, traumas, lesões vasculares, tumores etc.

Pontos principais: GUANYUAN (CV4); LIEQUE (L7); YONGQUAN (K1); QUQUAN (LIV8).

Aplicações: uma a cada dois dias. Após quinze aplicações, suspender por uma semana.

Recomenda-se um composto fitoterápico em cápsulas à base de videira, gengibre e ginseng.

Pessoalmente, acrescento Auriculoterapia, tratando os pontos genitais externos, testículo, endócrino e vesícula seminal.

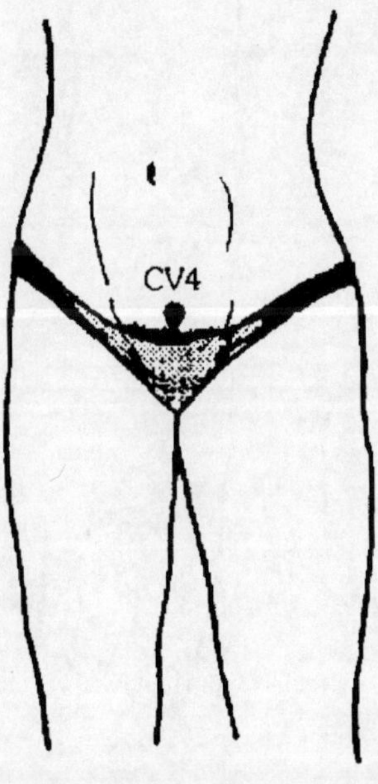

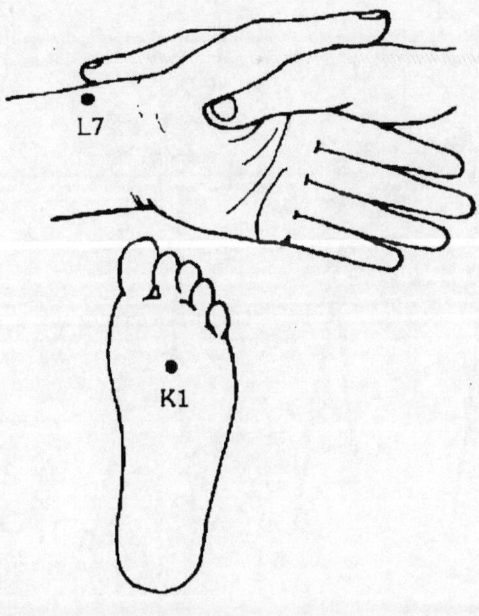

INCONTINÊNCIA URINÁRIA

Perda involuntária de urina, precedida de um desejo urgente de urinar. O problema pode, indiferentemente, apresentar-se seja à noite ou durante o dia. Esta patologia pode ser de natureza psicológica ou orgânica.

Os pontos para o tratamento são: ZHONGJI (CV3): ZHIYIN (B67) e ainda TAICHONG (LIV3); FULIU (K7).

O paciente deverá suportar um tratamento diário, ou em dias alternados. Depois de quinze sessões, observar uma semana de pausa. Retomar o tratamento se necessário.

É aconselhável associar o tratamento com produtos fitoterápicos de ação refrescante, sedativa e desinfetante.

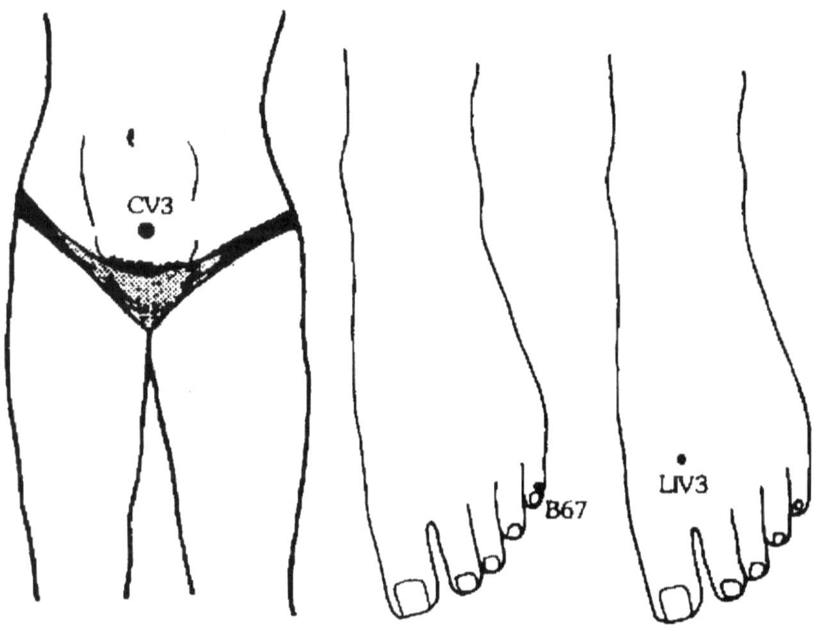

INSÔNIA

Dificuldade de pegar no sono. A insônia é um distúrbio muito freqüente e pode ocorrer devido a problemas psíquicos ou de causa orgânica. A dificuldade de adormecer é muito associada a distúrbios emotivos, como ansiedade, depressão etc.

O precoce despertar matutino, ao contrário, pode estar ligado ao envelhecimento e é, portanto, natural.

Os pontos para o tratamento são: LIDUI (S45); SHIMIAN (ponto especial para insônia) e TONLI (H5).

Neste tipo de patologia, o tratamento será noturno: a cada noite, à hora de deitar-se, até melhorar; depois, noites alternadas durante um mês.

Aconselha-se, além disso, antes de deitar, algumas cápsulas compostas de sálvia, menta, papoula amarela e valeriana.

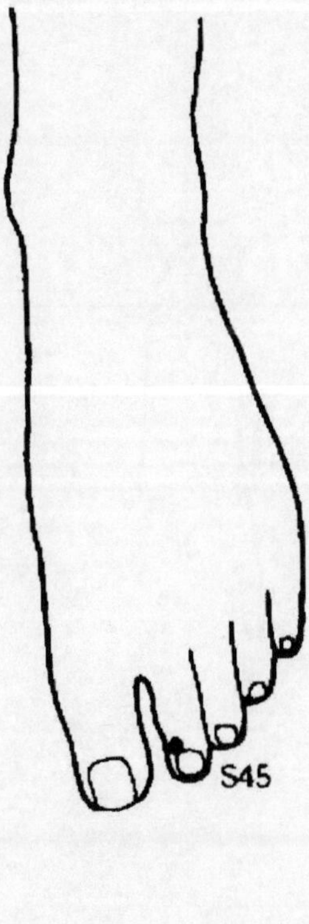

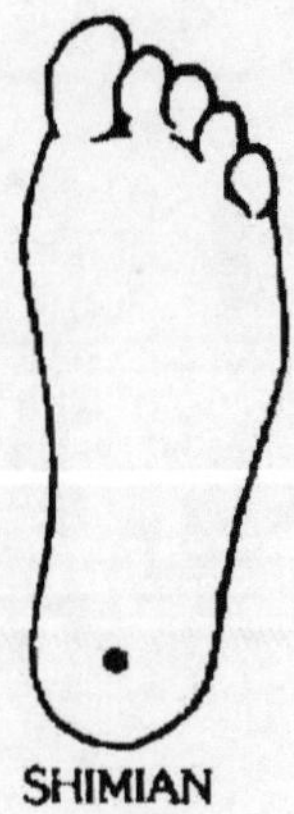

SHIMIAN: localiza-se no centro exato do calcanhar.

INSUFICIÊNCIA HEPÁTICA

Diminuição ou insuficiência das funções das células hepáticas.

O ponto principal para o tratamento é QIMEN (LIV14); os pontos complementares são: XINGJIAN (LIV2); GANSHU (B18).

O tratamento será feito duas vezes ao dia, na crise aguda.

Depois de quinze aplicações, suspender durante sete dias. Repetir em caso de necessidade. Aconselha-se integrar com infusões de folhas de alcachofra.

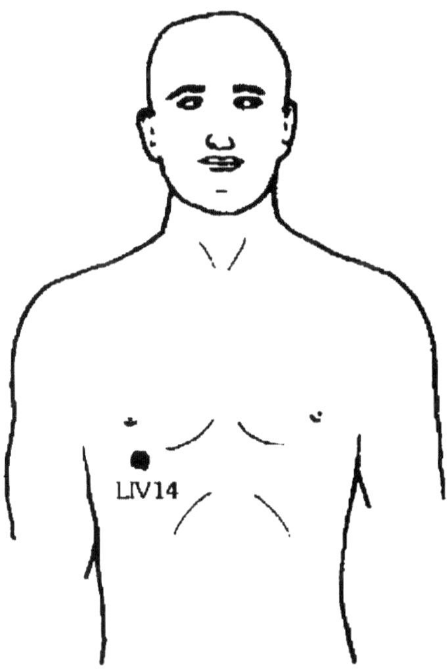

HIPOTENSAO ARTERIAL

Percebe-se uma notável diminuição da pressão arterial abaixo do nível habitual do paciente; pode ser acompanhada de vertigens, perda parcial ou total da consciência.

Os principais pontos para cauterizar são: SHAUCHONG (H9); GUANYUAN (CV4) e, além desses, YONGQUAN (K1); DAZHONG (K4), ditos pontos complementares.

Número de aplicações: uma por dia, durante duas semanas. Espaçar as sessões ou suspender quando a pressão retornar ao normal.

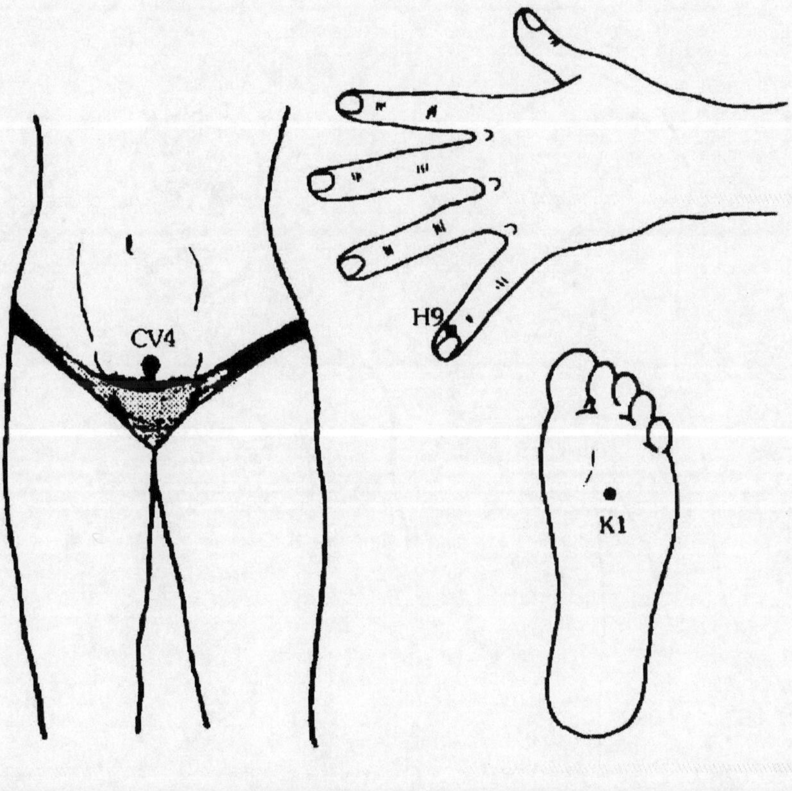

LACTAÇÃO INSUFICIENTE

Diminuição ou total ausência de leite, tal a impedir a nutrição do recém-nascido.

Os pontos para cauterizar são: SHANZHONG (CV17); RUGEN (S18); SHAOZE (SI1).

Número de aplicações: uma ou duas, até a obtenção de uma quantidade suficiente de leite. É importante tratar somente os pontos do peito, sem esquentá-los demasiadamente de perto. A duração das sessões varia de cinco a quinze minutos.

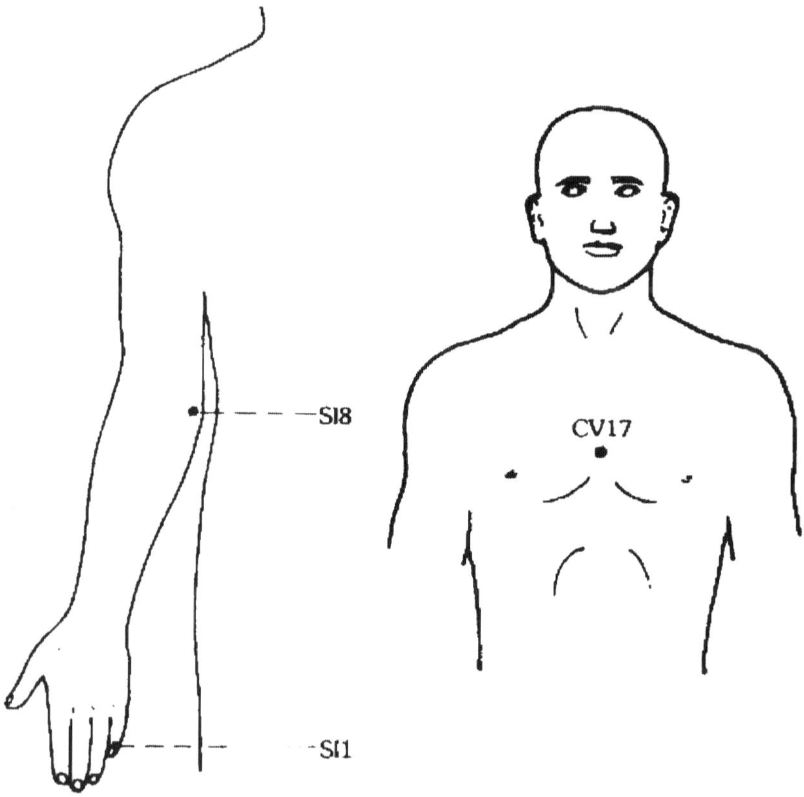

LEUCORRÉIA

Perda de mucosas vaginais ou mucopurulentas.

A causa principal é o aumento patológico das secreções do aparelho genital feminino. As perdas podem ser de cor branca ou amarelada.

Os pontos para o tratamento, para as perdas de cor branca, são CILIAO (B32), SHENSHU (B23), BAIHUANSHU (B30), QUGU (CV2), ZIGONG (ponto especial para o útero).

Para as perdas de cor amarelada, cauterizam-se os pontos: YINLINGQUAN (Sp9), LIGOU (LIV5), QUGU (CV2), ZIGONG, GUANYUAN (CV4).

Número de aplicações: uma por dia, durante uma semana.

Fazer lavagem vaginal com infusão de *sais*.

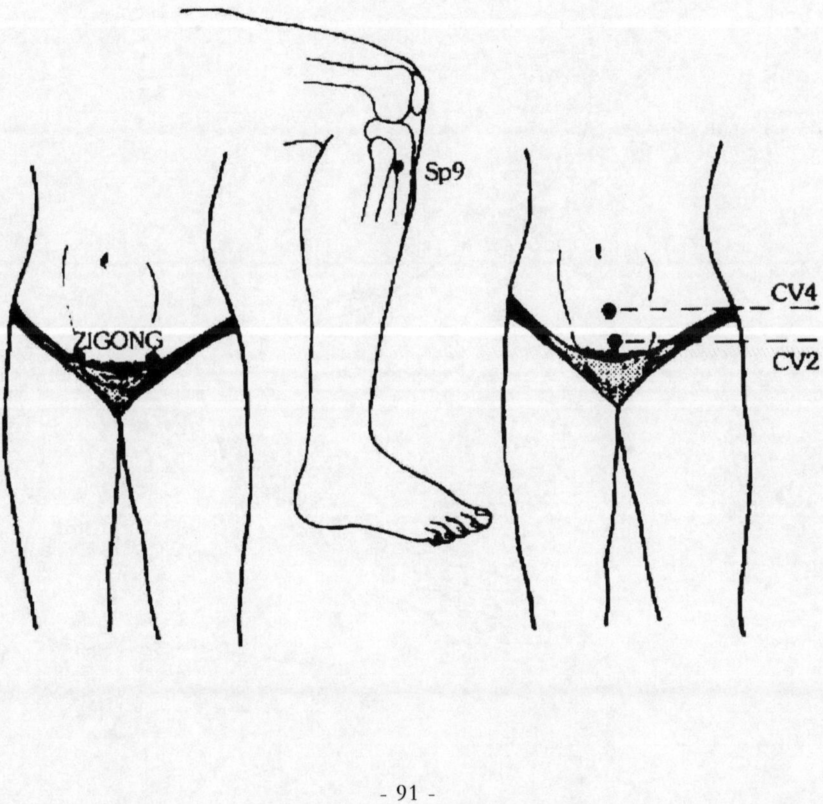

LUMBAGO (LUMBALGIA)

Entende-se por lumbago aquela sintomatologia dolorosa lombar que aparece repentinamente.

Localizada na massa muscular, é considerada uma luxação das articulações intervertebrais.

Entende-se por lumbalgia aquela dor que tem sede na região lombar.

Os principais pontos para o tratamento são: GONGSUN (Sp4); KUNLUN (B60), DAZHONG (K4). Os pontos complementares são: GUANYUAN (CV4); JIEXI (S41); FEIYANG (B58) e as várias regiões doloridas.

Os tratamentos serão feitos duas vezes ao dia, em caso de lumbago; um em dias alternados, em caso de lumbalgia, por duas semanas.

Aconselha-se integrar a terapia com cápsulas de salgueiro branco.

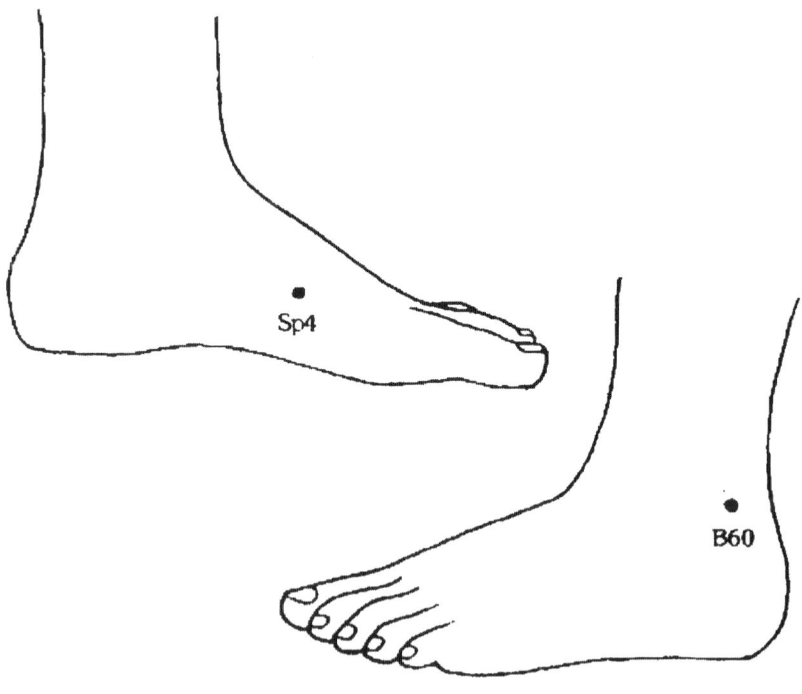

DOR DE DENTE

Dor mais ou menos suportável que pode ser localizada em um dente específico ou em toda a arcada dentária.

Os pontos para o tratamento são: SHANGYANG (LI1) se a dor atinge o maxilar; LIDUI (S45) se a dor chega à mandíbula e, ainda, o ponto ERJIAN (L12).

Os tratamentos podem ser também quatro vezes ao dia, a cada quatro horas, segundo a intensidade da dor.

Integrar com tratamentos fitoterápicos locais. Com um chumaço de algodão, aplicar sobre a parte dolorida sumo de folhas de malva e de parietária.

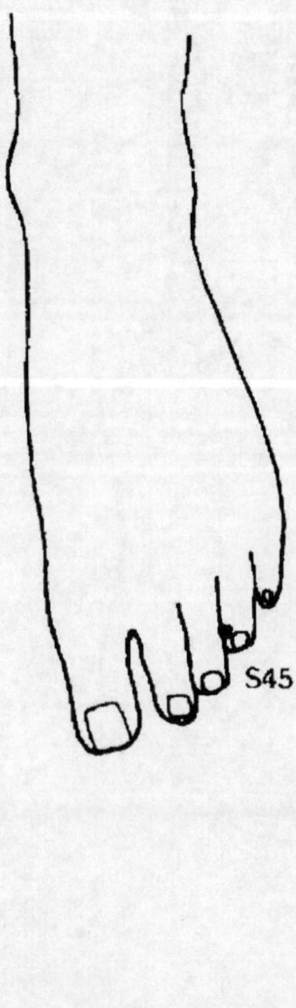

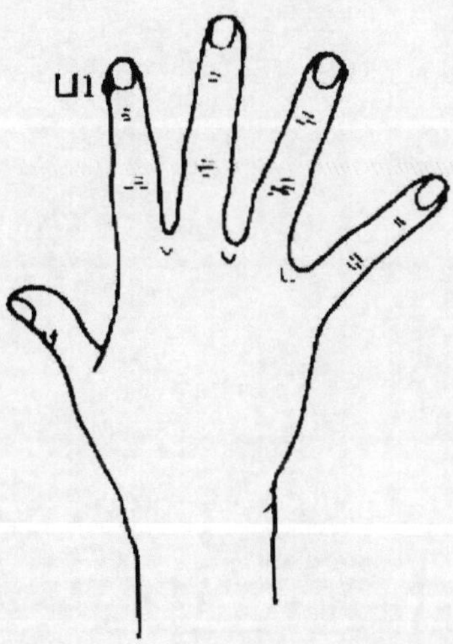

MASTIDE AGUDA

Termo com o qual se indicam todas as afecções inflamatórias da mama. Freqüentemente, esta patologia se manifesta durante o aleitamento e pode provocar febre e mal-estar geral. Os pontos para o tratamento são: YINGCHUANG (S16); FOOT-LINQI (G41).

Número de aplicações: uma por dia, até o desaparecimento da patologia.

Aconselha-se, além disso, integrar a terapia com produtos fitoterápicos antiinflamatórios.

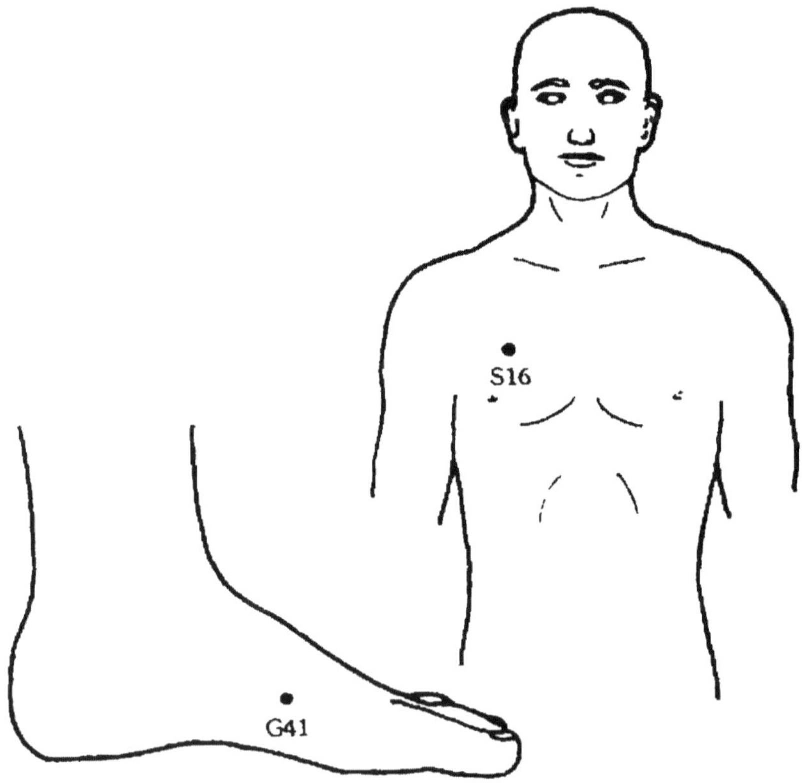

MENORRAGIA

Aumento anormal do fluxo menstrual, seja pela quantidade ou pela duração. É de máxima importância um diagnóstico exato porque, dentre as várias causas, podem estar também as alterações do estroma e do endométrio, que poderiam ser também estados pré-cancerosos.

Depois de haver excluído o estado pré-canceroso, tratar o ponto DADUN (LIV1) dito principal, o ponto BAIHUI (GV20), facultativo; TONLI (H5) e LIGOU (LIV5), ditos complementares.

Duas aplicações diárias até o término da hemorragia: esta a terapia a ser seguida.

Além disso, é preferível integrar a cura com chás de plantas medicinais com ação antimenorrágica específica, que são: bolsa-de-pastor e urtiga branca.

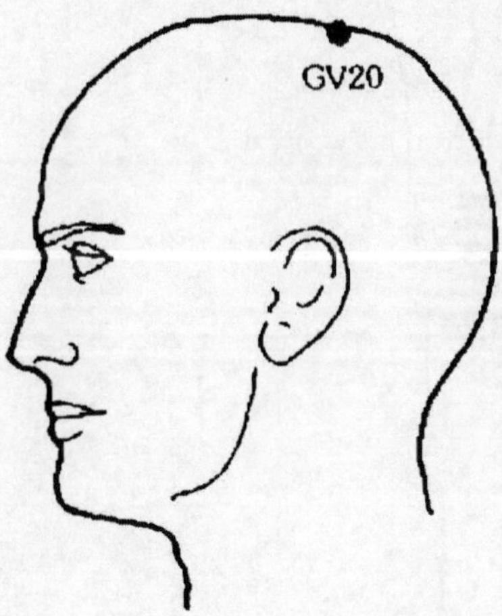

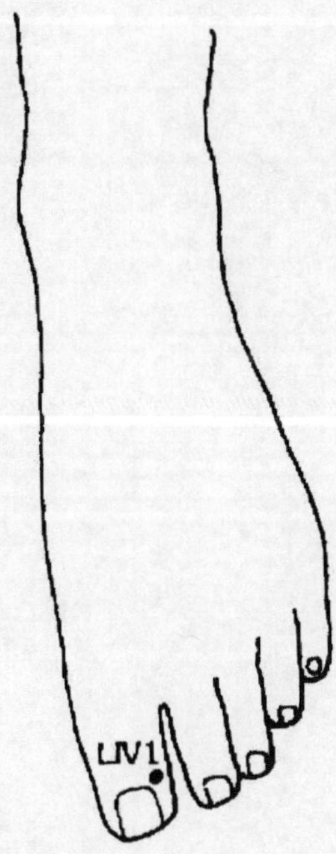

MIOPIA

Anomalia da refração do olho, na qual a imagem de um objeto distante se forma na frente da retina, quando não intervém a acomodação. Esta patologia, freqüentemente hereditária, se deve geralmente ao alongamento do *eixo ântero-posterior* do globo ocular.

Os pontos principais para o tratamento são: ZUSANLI (S36); YUZHEN (B9); GUANGMING (G37) e QIUXU (G40), ditos pontos complementares.

A terapia consistirá em duas aplicações na semana, durante dois meses. Interromper por sete dias, antes de iniciar um novo ciclo.

Aconselha-se, além disso, consumir diariamente geléia de mirtilo preto.

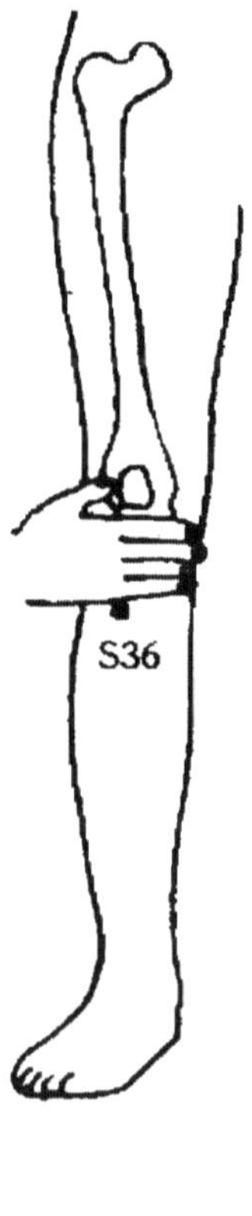

URTICÁRIA

Erupção cutânea, caracterizada por protuberâncias vermelhas ou róseas, que são acompanhadas de prurido e queimação. É um sintoma que freqüentemente se manifesta nas intoxicações alimentares.

O ponto principal para o tratamento é o FENGSHI (G31); os pontos complementares são: XUEHAI (Sp10); HEGU (LI4); QUQUAN (LIV8); GANSHU (B18).

As aplicações poderão ser de duas a quatro ao dia, na fase aguda. Uma ou duas vezes por semana, como terapia de manutenção.

Aconselha-se integrar com chá em ações antialérgicas e sedativas.

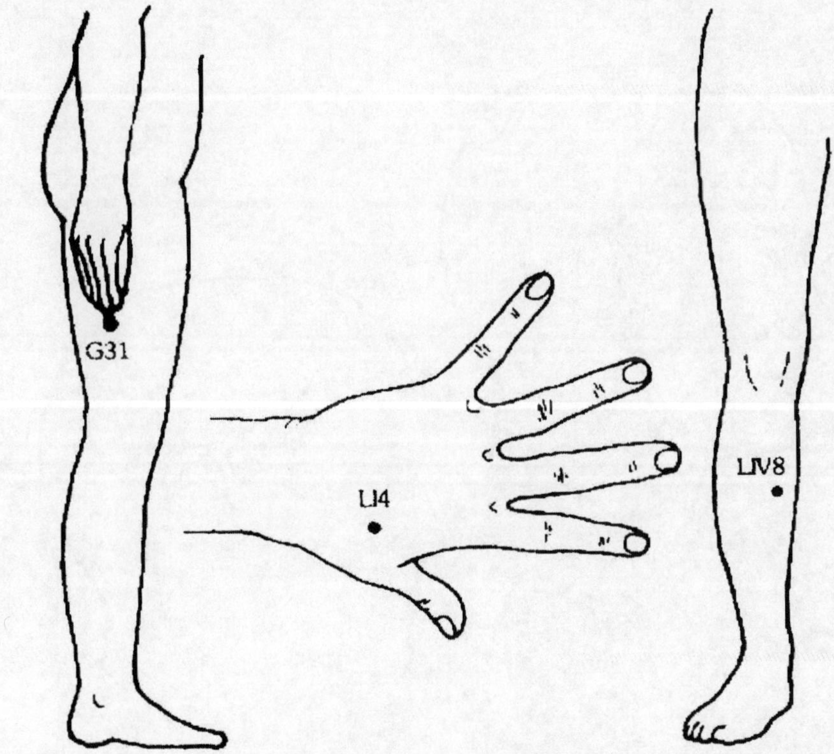

TERÇOL

Chama-se terçol o furúnculo da pálpebra, que se origina de uma das glândulas anexas aos cílios. A dor pela apalpação e o lacrimejamento freqüentes são os sintomas característicos dessa infecção bacteriana.

O acupuntor cauterizará os pontos ZHIZHENG (SI7); BAIHUI (GV20) e, além destes, o cimo do pavilhão auricular e o centro do lóbulo da orelha (ponto especial do olho).

O tratamento consistirá em uma sessão diária, por três dias consecutivos.

Para acelerar a maturação do terçol, podem-se aplicar cataplasmas mornos de folhas de manjericão, frescas e amassadas.

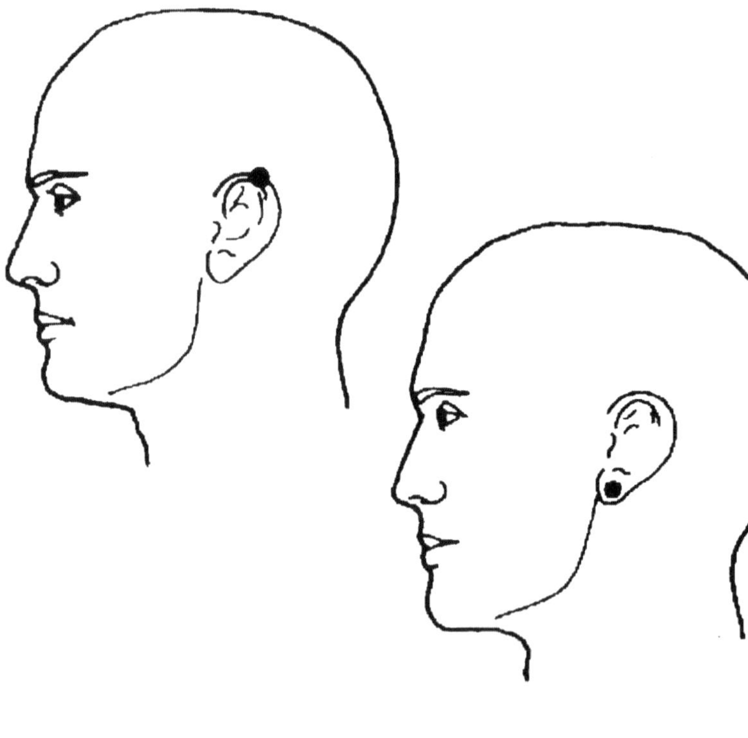

CACHUMBA

Doença infecciosa viral, manifesta-se com febre e mal-estar geral. A dor e a tumefação das glândulas salivares são os sintomas desta patologia altamente contagiosa.

O ponto principal para o tratamento é GUANGCAI (ponto fora dos meridianos) e o ZHIYIN (B67), dito ponto complementar.

O tratamento consistirá em duas aplicações diárias, ao meio-dia e à noite, como coadjuvante da terapia médica clássica. Aquecer a parte dolorida; ou ambas, se a cachumba for bilateral.

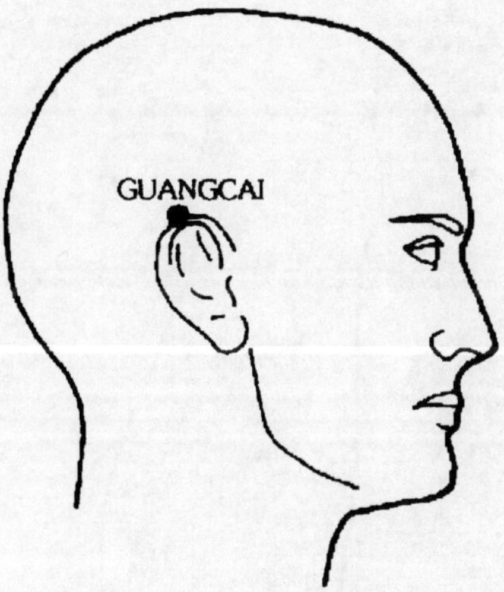

GUANGCAI: encontra-se no osso temporal, sobre a ponta da orelha.

POSIÇÃO ANÔMALA DO FETO

Quando se aproxima o 8° mês de gestação, o feto apresenta-se em posição anômala (podálica); pode-se evitar a intervenção cirúrgica (cesariana), cauterizando-se o ponto ZHIYIN (B67) bilateralmente, o que favorecerá a mudança da posição do feto e facilitará o parto, que ocorrerá de modo totalmente natural.

As aplicações serão feitas uma por dia, com duração de trinta minutos (quinze para cada um dos pés), a fim de que o feto assuma apresentação cefálica.

É necessário fazer o tratamento sob os rígidos cuidados de um especialista. Este tratamento traz resultados muito favoráveis: o feto adquire a posição cefálica em 90% dos casos, permitindo, assim, um parto normal, em mulheres "plurigrávidas".

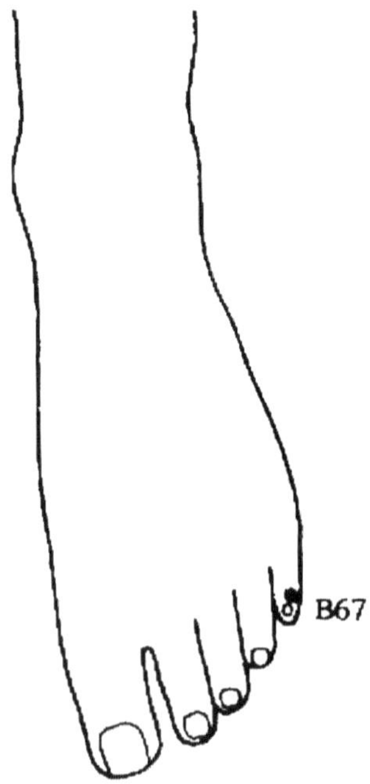

PSORÍASE

Doença de pele caracterizada por escoriações redondas, formadas de escamas secas e que deixam sobre a parte de cima uma superfície rósea, brilhante e de fácil sangramento. As partes do corpo mais atingidas são os cotovelos, os joelhos, o couro cabeludo, a região do sacro.

É importante cauterizar indiretamente toda a superfície lesada e, ainda, os pontos ZUSANLI (S36): HEGU (LI4); XUEHAI (Spl0), denominado "mar de sangue".

Número de aplicações: a cada vinte e quatro horas, durante uma semana. Suspender por cinco dias. Repetir o ciclo até que haja uma evidente melhora. Aconselha-se integrar a terapia com produtos fitoterápicos, tanto externos como internos. Externos: gel composto de salgueiro, gengibre e calêndula. Internos: chás que restabeleçam o equilíbrio neurovegetativo.

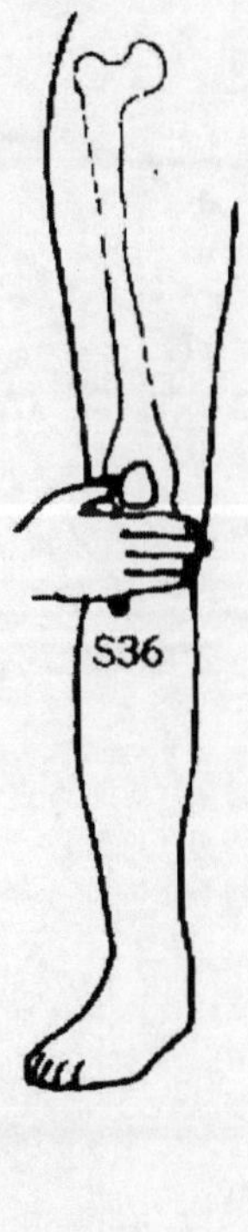

PICADA DE INSETO

Vermelhidão, prurido e queimação são os sintomas característicos.

Tratar com a moxabustão indireta a própria picada e o ponto LIEQUE (L7).

É importante adotar um movimento circular ao redor do ponto de penetração.

É aconselhável, localmente, aplicar um gel composto de extrato hidroglicólico de junípero e de calêndula.

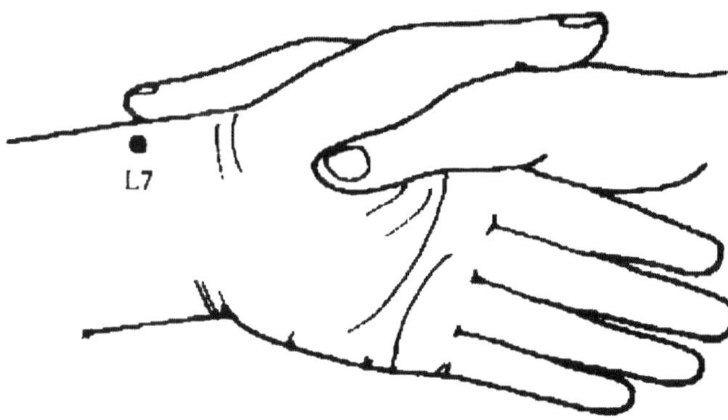

RESFRIADO

Infecção respiratória aguda, febre constante, com comprometimento de algumas ou de todas as vias aéreas, isto é, o nariz, a garganta, a laringe, também os brônquios e a traquéia.

Depois de um a três dias de incubação, a doença se manifesta geralmente com a vermelhidão da garganta, espirros, tosse, febre, mal-estar geral.

É aconselhável observar um período de isolamento para o paciente. Então, veremos os pontos a serem cauterizados: HEGU (LI4), YINGXIANG (LI20), ditos os principais, e BAIHUI (GV20), LIEQUE (L7), ditos complementares.

Duas aplicações por dia, durante dois dias, serão suficientes para interromper o resfriado ou início de uma gripe.

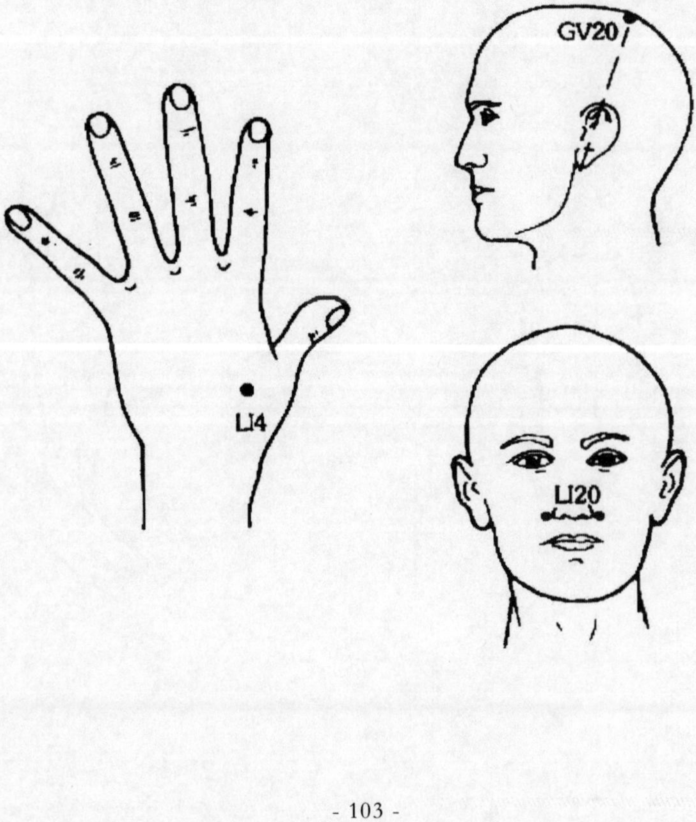

REUMATISMO

Com este termo, referimo-nos a afecções agudas ou crônicas que têm como característica comum a dor e a tumefação inflamatória das juntas e das partes moles que as circundam; observar que podem manifestar-se também em outras partes do corpo.

Os pontos para o tratamento são: DASHU (B11), JIEXI (S41); WAIGUAN (TE5); e ainda XUANZHONG (G39); DAZHONG (K4) e o ponto dolorido.

Número de aplicações: uma aplicação a cada dois dias. Observar uma semana de pausa, depois de cada série de quinze aplicações. Repetir o ciclo terapêutico a cada três meses.

Aconselha-se integrar a terapia com produtos fitoterápicos anti-inflamatórios, para o local.

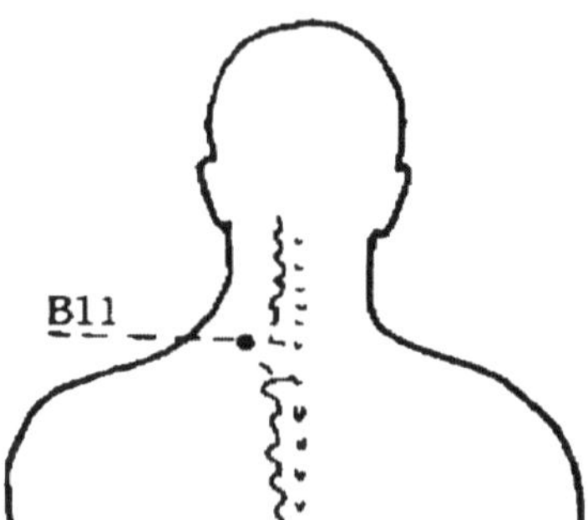

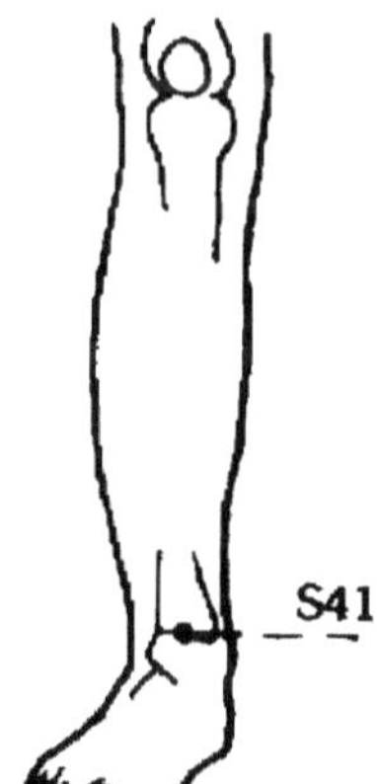

REUMATISMO NA ANCA

Dor e tumefação inflamatória localizada na anca, caracterizada por parcial ou total impedimento de movimento.

Tratar os pontos HUANTIAO (G30); XUANZHONG (G39); ZHIYIN (B67) e JIEXI (S41).

Será feita uma aplicação em dias alternados. Depois de cada série de quinze sessões, suspender por sete dias. Repetir em um período de três meses.

A critério do médico, aconselha-se integrar a terapia com produtos fitoterápicos de natureza antiinflamatória, por via interna e externa.

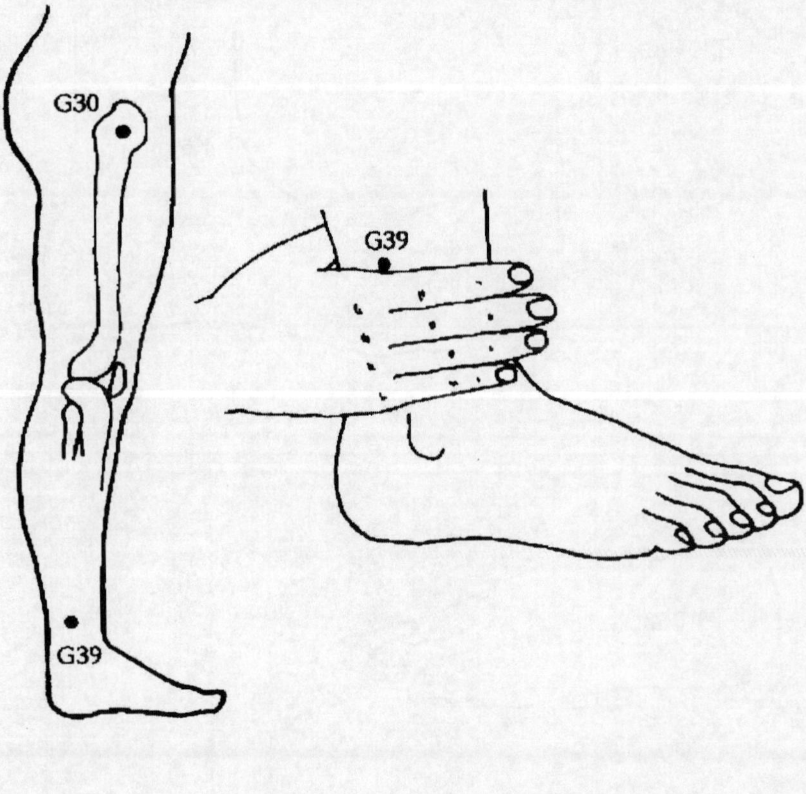

REUMATISMO ARTICULAR (TORNEZELO)

Reumatismo articular, localizado no tornozelo. Pode ser agudo ou leve e acompanhado de febre. Pontos principais para o tratamento: SHENMAI (B62); ZHAOHAI (K6).

Pontos complementares: KUNLUN (B60); TAIXI (K3); ZHIYIN (B67); XIAXI (G43), YANGFU (G38).

Número de aplicações: uma a cada dois dias; quinze no total.

Observar uma semana de pausa. Recomeçar com uma nova série, se necessário.

A critério do médico, integrar a moxabustão com eletroacupuntura.

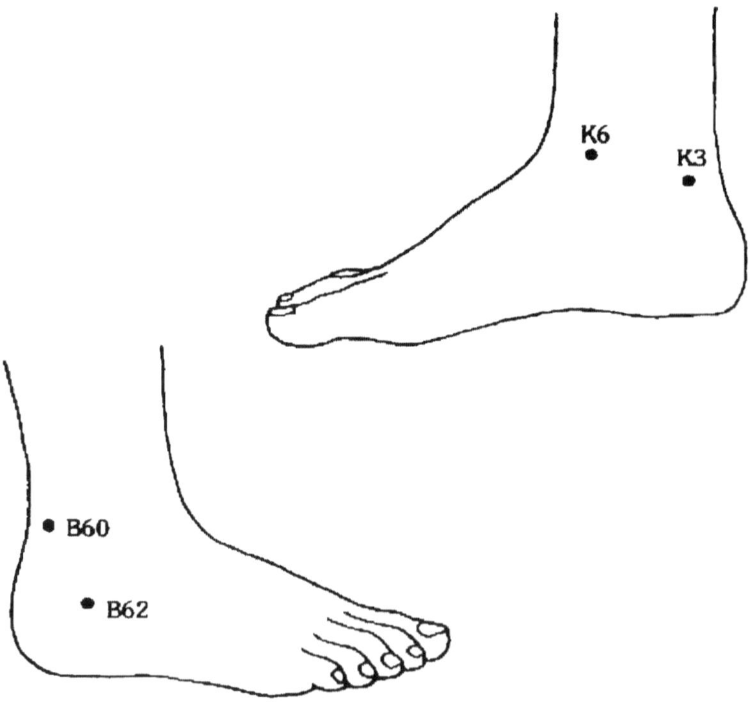

REUMATISMO ARTICULAR (JOELHO)

Inflamação aguda ou crônica do joelho, caracterizada anatomicamente por lesões sinoviais, depois cartilaginosas e, então, ósseas. Os sintomas característicos são: dor, vermelhidão, calor na articulação e mal-estar geral.

Os pontos principais para o tratamento são: YANGLINGQUAN (G34); YINLINGQUAN (Sp9), JIEXI (S41). Os pontos complementares: ZHIYIN (B67) e XIYAN (ponto fora do meridiano).

O tratamento consistirá em uma sessão terapêutica, em dias alternados.

Depois de cada série de quinze sessões, suspender por sete dias. Fazer de três a quatro séries, se necessário, e integrar com infusões de cascas de maçã.

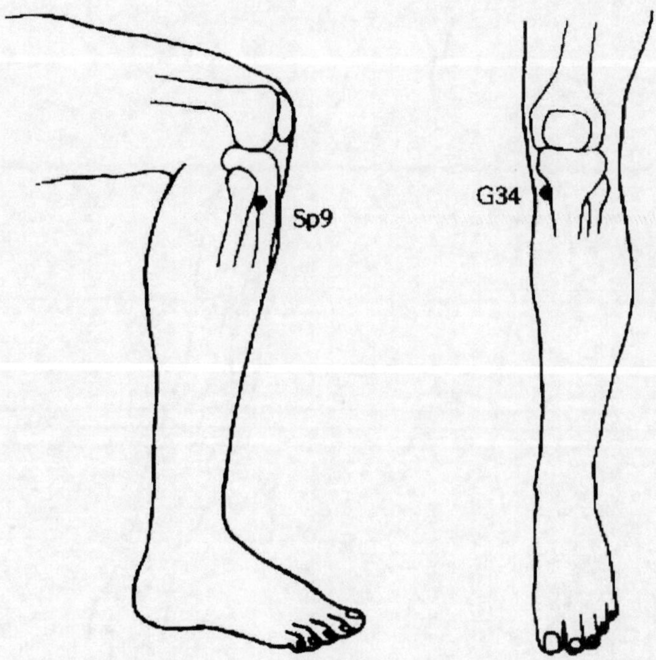

XIYAN – encontra-se nas covinhas na base da rótula.

REUMATISMO ARTICULAR (COTOVELO)

Inflamação aguda ou crônica do cotovelo, caracterizada por parcial ou total impedimento.

Pontos principais: QUCHI (LI11); HOUXI (SI3), JIEXI (S41).

Pontos complementares: ZHIYIN (B67); YANGFU (G38) e o ponto dolorido.

Fazer o tratamento em dias alternados até o desaparecimento da dor.

Integrar a terapia com infusão de folhas de olmo.

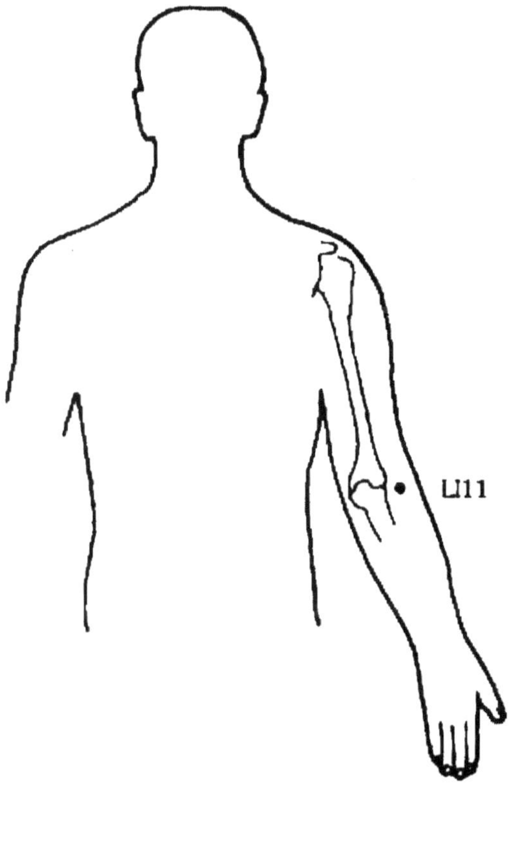

REUMATISMO ARTICULAR (MAO)

Inflamação aguda ou crônica das articulações da mão, com parcial ou total impedimento do ato de pegar e sustentar qualquer objeto.

Os pontos principais a serem tratados são: WAIGUAN (TE5); FEIYANG (B58); ZHIYIN (B67) e todos os pontos nos quais estão localizadas a dor ou a tumefação.

Far-se-á um tratamento a cada dois dias. Depois de uma série de quinze aplicações, suspender por uma semana antes de recomeçar.

Integrar a terapia com infusões de poejo-das-hortas.

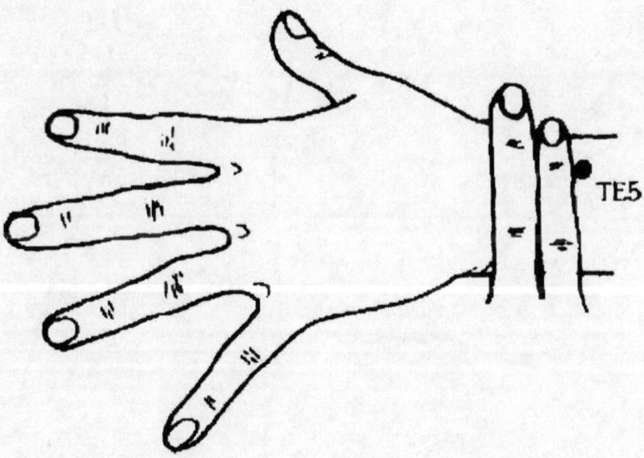

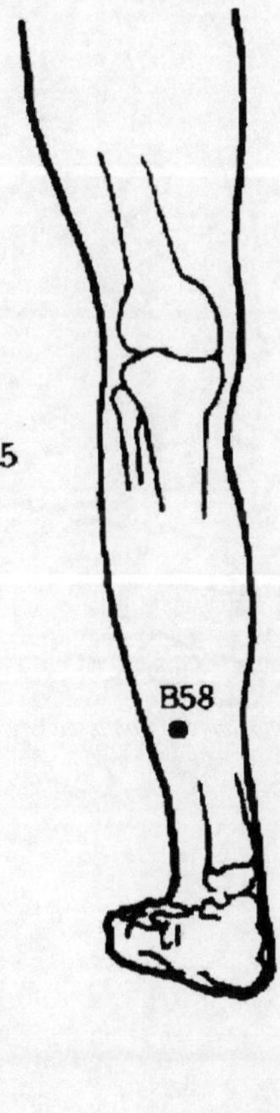

ZUMBIDO NOS OUVIDOS

Fastidiosa patologia que pode provocar vertigens, confusão mental, dor de cabeça, mal-estar generalizado.

Os pontos principais a serem tratados são: ZHONGCHONG (P9); DADUN (LIV1); PIANLI (LI6); ZONGZHU (TE3).

As aplicações serão feitas uma a cada dois dias, sendo quinze no total. Recomeçar se necessário.

É importante tratar unicamente os pontos da parte oposta, se o zumbido ocorrer só de um lado. Mas, se se manifestar em ambos os ouvidos, aquecer entre ambas as partes.

Aconselha-se, além disso, tratar os pontos próximos à orelha.

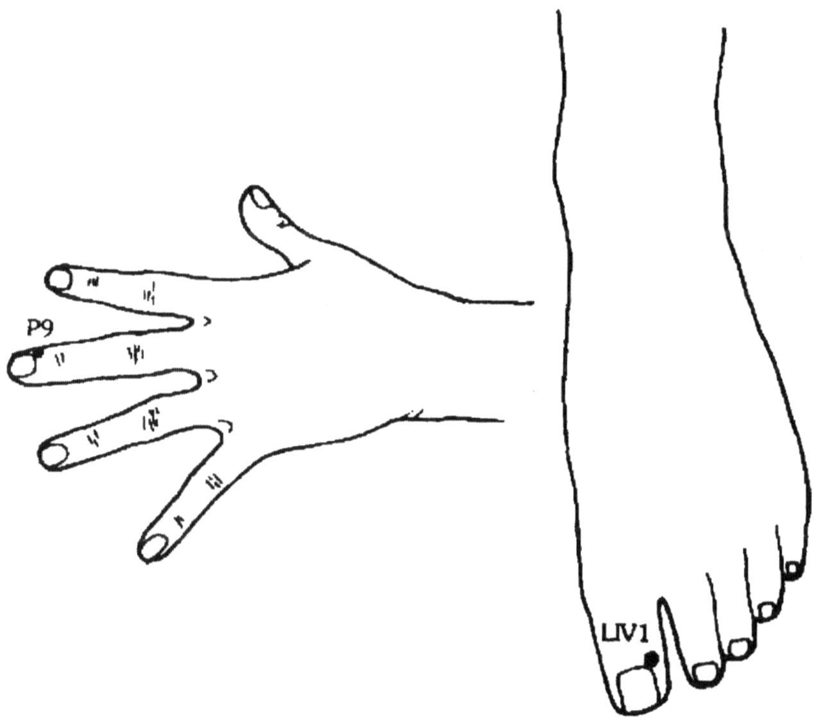

SOLUÇO

Contração do diafragma, que provoca uma sacudida do abdômen e do tórax, acompanhada de um barulho rouco devido ao fechamento da glote e às vibrações das cordas vocais.

O ponto principal para o tratamento é GESHU (B17); os pontos complementares são: NEIGUAN (P6) e BAIHUI (GV20).

O tratamento consistirá em uma aplicação a cada dez minutos até o desaparecimento total da patologia.

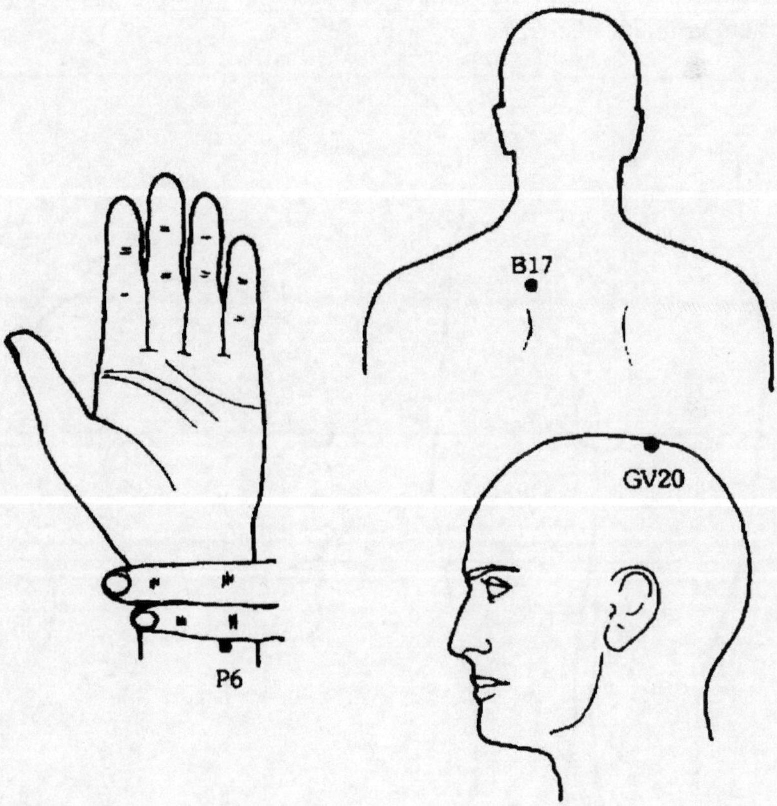

ESTERELIDADE

Impossibilidade masculina ou feminina de procriar.

É importante verificar a existência de eventual malformação do aparelho genital ou alterações de glândulas endócrinas.

Os pontos a cauterizar nas patologias funcionais são: YINLIAN (LIV11) e BAIHUI (GV20).

Número de aplicações: uma por dia; depois de duas semanas, suspender por cinco dias. Repetir o ciclo terapêutico por um trimestre.

Aconselha-se, além disso, integrar a terapia com plantas medicinais ricas em vitaminas C, E, A.

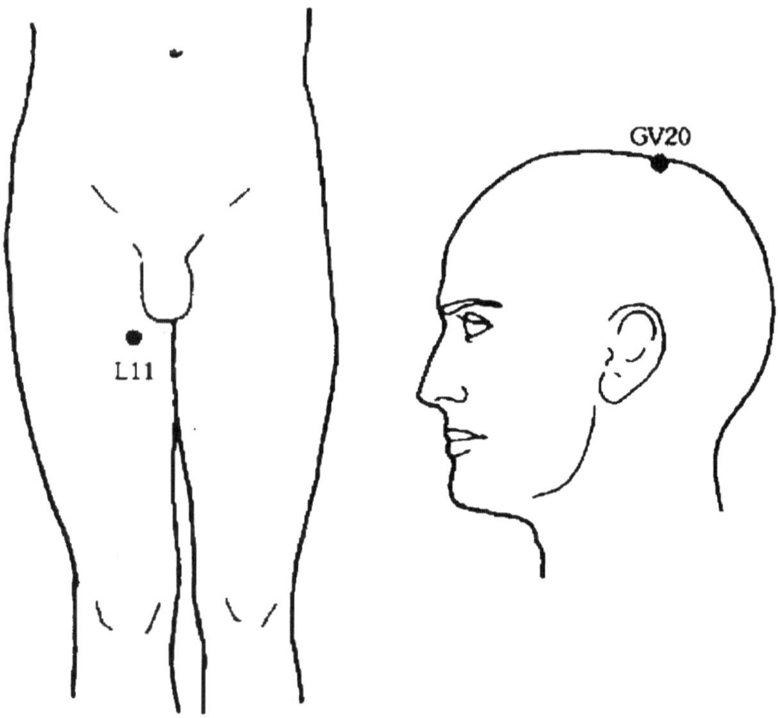

PRISÃO DE VENTRE

Alteração por quantidade ou freqüência de eliminação das fezes.

É importante colocar em evidência que para as pessoas hepáticas os pontos para o tratamento são: DADUN (LIVl) e GANSHU (B18); para as pessoas com colite tratar: TIANSHU (S25), DACHANSHU (B25); XIAOCHANGSHU (B27); SANJIAN (LI3); além de ZHAOHAI (K6) e ZHIGOU (TE6).

As aplicações serão feitas uma por dia, durante duas semanas.

Suspender por sete dias. Prosseguir em dias alternados; depois, espaçar progressivamente. Aconselha-se integrar a terapia com infusões de folhas de framboesa.

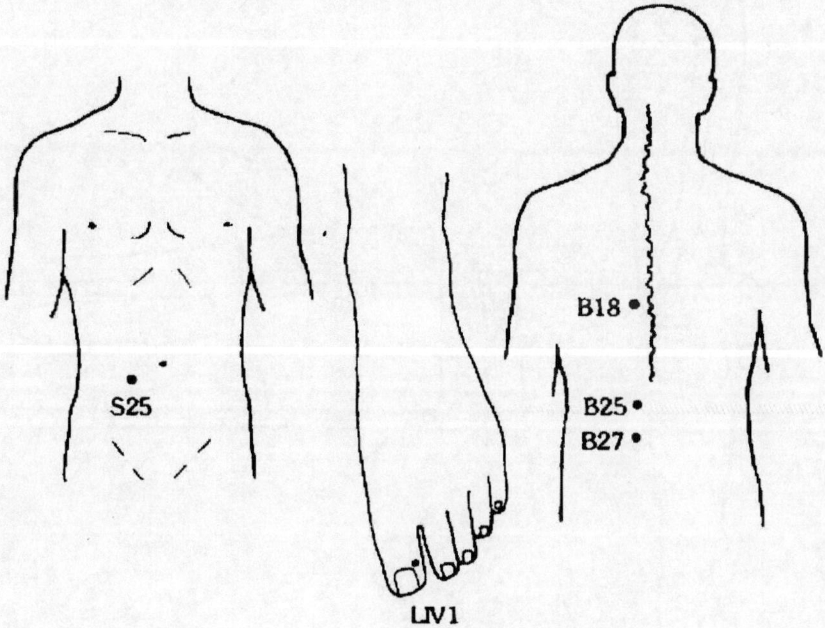

ESTRESSE

Com este termo se exprime o estado de um organismo subjugado à ação de um estímulo qualquer. Patologia também de origem psicológica.

Cauterizar os pontos ZUSANLI (S36); SHENMEN (H7) e JUJUE (CVl4); YINSHU (Bl5).

A terapia consistirá em uma aplicação por dia, durante dez dias. Suspender e recomeçar o ciclo de terapia depois de três dias.

Aconselham-se banhos relaxantes à base de serpilho, menta, tomilho, manjerona e erva-cidreira.

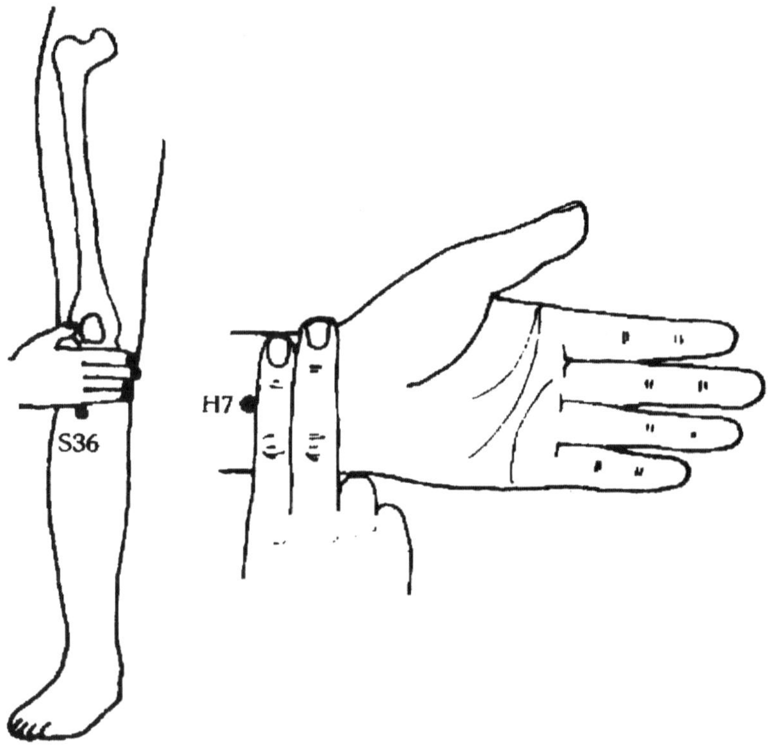

TORCICOLO

Espasmo dos músculos do pescoço, devido à irritação crônica do nervo espinhal. Esta fatigante patologia pode também ser provocada pela posição viciada da cabeça.

Os pontos para o tratamento são: HOUXI (SI3) e SANJIAN (LI3).

Aplicar a moxa indireta em uma só parte, aquela oposta à dor. Aquecer, também, os pontos dolorosos.

Número de aplicações: de uma a três por dia, até o desaparecimento da patologia.

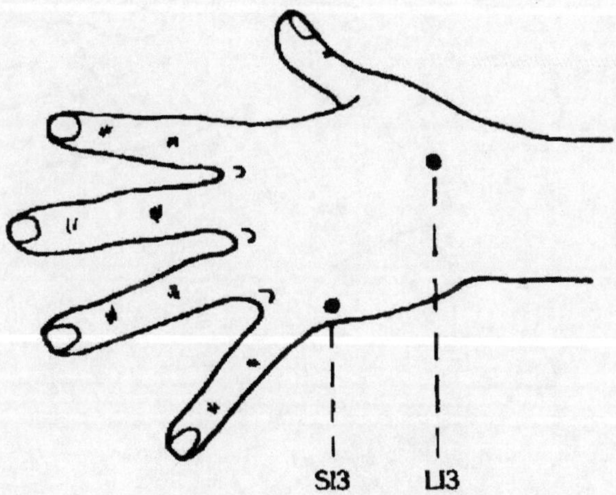

TOSSE PÓS-GRIPAL

Respiração brusca e barulhenta freqüentemente devido à irritação das vias respiratórias. Geralmente esta patologia pode acompanhar uma gripe mais ou menos branda. Mas é importante pôr em evidência que a tosse pode ser sintomática de outras doenças.

O ponto principal para a aplicação é o FEISHU (BI3).

Os pontos complementares são: GAOHUANG (B43); JINGQU (L8) e LIEQUE (L7).

A terapia consistirá em duas aplicações por dia, durante uma semana.

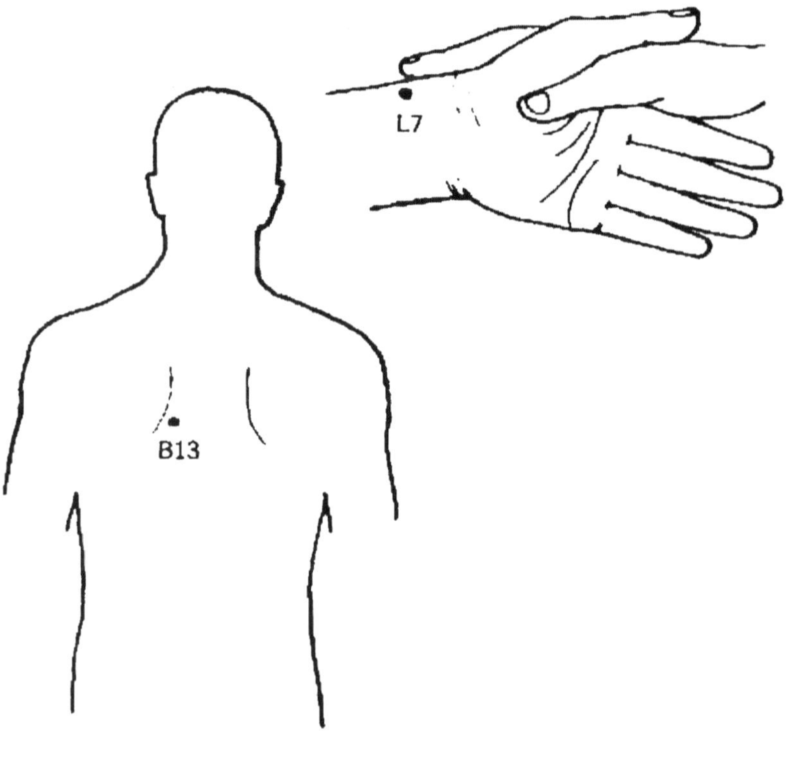

VAGINITE

Distúrbio ginecológico muito comum, caracterizado por uma fastidiosa inflamação da vagina. Os sintomas característicos são: prurido, queimação, perdas esbranquiçadas.

Os pontos para o tratamento com moxa indireta são: QUQUAN (LIV8); BAIHUI (GV20); QUGU (CV2); GUANYUAN (CV4) e ZIGONG.

A terapia será de duas aplicações por dia, até o desaparecimento da sintomatologia. Além disso, aconselha-se banhos à base de infusão de sais.

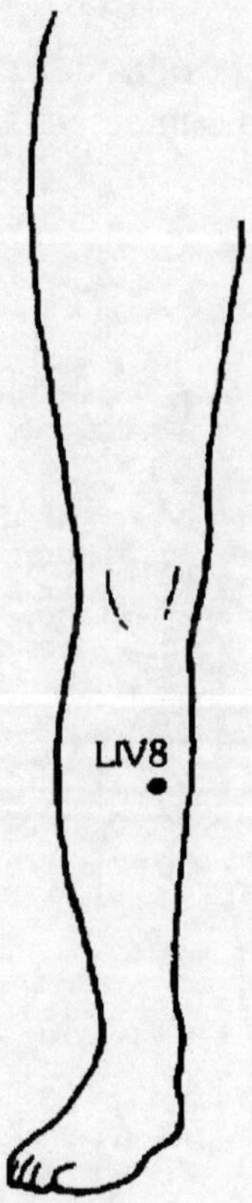

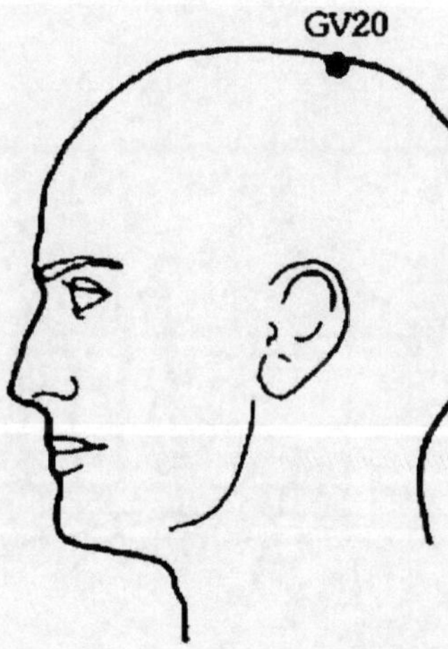

VÔMITO

Entende-se o ato com o qual o conteúdo do estômago é violentamente expelido pela boca.

O vômito, freqüentemente, é acompanhado de cefaléia, agitação, mal-estar geral.

Os pontos principais para o tratamento com moxa indireta são: YINBAI (Spl); CHONGYANG (S42) e ZHONGWAN (CVl2); NEIGUAN (P6); LIDUI (S45), ditos pontos complementares.

Número de aplicações: uma a cada dez minutos até o desaparecimento da sintomatologia.

Aconselha-se integrar com chás de sumidades floridas da artemísia.

Advertência: é importante procurar a causa; assim se evitará curar alguns vômitos necessários (intoxicação).

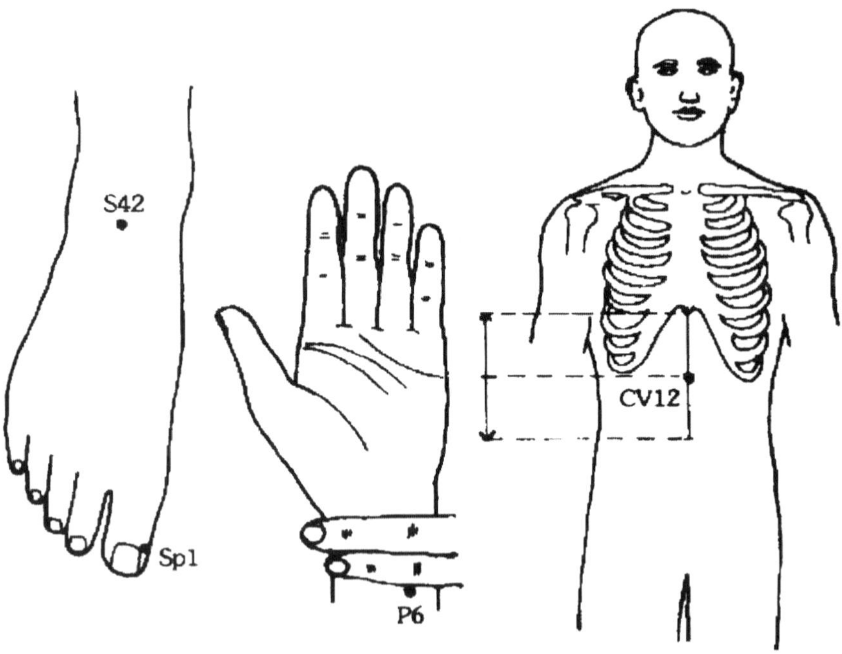

PONTOS TERAPÊUTICOS ESSENCIAIS À REGULARIZAÇÃO GERAL DO CORPO

QIHAI (CV6) – ZHONGWAN (CVl2) – BAIHUI (GV2O) – KONGZUI (L6) – ZUSANLI (S36) – GANSHU (B18) – PISHU (B20) – SHENSHU (B23) – HEGU (LI4).

A terapia consistirá no tratamento com moxa indireta nos pontos supra mencionados, uma vez ao dia, em dias alternados, por duas semanas.

Repetir a cada seis meses.

Integrar com banhos à base de menta, tomilho, serpilho e erva-cidreira.

PONTOS TERAPÊUTICOS ESSENCIAIS ENERGIZANTES

SHANGWAN (CV13) – ZHONGWAN (CV12) – XIA WAN (CV10) – GUANYUAN (CV4) – HUNMEN (B47) – SHEN SHU (B23) – PISHU (B20) – GANSHU (B18) – BAIHUI (GV20) – FENGCHI (G20) – SHANGQU (K17) – SHAO FU (H8) – TIANJING (TE10).

A terapia consistirá no tratamento dos pontos com moxa indireta, uma vez ao dia, durante uma semana.

Integrar com banhos tonificantes de aquilégia, bardana, urtiga, tomilho e castanha-da-índia.

Pontos dos meridianos tendino-musculares (M.T.M.) *:

G1 3- VB 13 BENSHEN (ponto de reunião dos três M.T.M. do membro superior; Intestino Grosso, Intestino Delgado e Triplo Aquecedor); E3 JULIAO (ponto de reunião dos três M.T.M. do membro inferior: Estômago, Bexiga e Vesícula Biliar); VB22 YUANYE (ponto de reunião dos três M.T.M. do membro superior: Pulmão, Coração e Circulação-Sexualidade); VC3 ZHONGJI (ponto de reunião dos três M.T.M. do membro inferior: Baço-Pâncreas, Rim e Fígado); IG15 JIANYU (M.T.M. do Intestino Grosso e Bexiga); 1G20 YINGXIANG (M.T.M. do Intestino Grosso); E6 JIACHE (M.T.M. do Intestino Grosso), E12 QUEPEN (M.T.M. do Estômago e Vesícula Biliar); E32 FUTU (M.T.M. da Vesícula Biliar); B1 JINGMING (M.T.M. da Bexiga); B10 TIANZHU (M.T.M. da Bexiga); B20 PISHU (M.T.M. do Baço-Pâncreas); B21 WEISHU (M.T.M do Estômago); B60 KUNLUN (M. T. M. da Bexiga); VBI TONGZILIAO (M. T. M. do Intestino Delgado e Triplo Aquecedor); VB12 WANGU (M.T.M. da Bexiga); VB 20 FENGCHI (M.T.M. da Bexiga); VB3O HUANTIAO (M.T.M. do Estômago); VB34 YANGLINQUAN (M.T.M. da Bexiga); VG 14 DAZHUI (M.T.M. do Intestino Grosso); VG2O BAIHUI (M.T.M da Vesícula Biliar); VC2 QUGU (M.T.M. do Estômago); VC3 ZHONGJI (M.T.M. do Estômago); VC8 SHENQUE (M.T.M. do Baço-Pâncreas e Coração); VC17 SHANZHONG (M.T.M. do Coração e Circulação-Sexualidade); VC24 CHENGJIANG (M.T.M. do Estômago).

Pontos hemostáticos:

IG11 QUCHI; S36-E36 ZUSANLI;BP6 SANYINJIAO.

Pontos contra-indicados em casos particulares:

IG4 HEGU (gravidez); E17 RUZHONG (contra-indicado tanto para a acupuntura como a moxabustão: sua função é unicamente como referência anatômica); BP6 SANYINJIAO (gravidez); Bl JINGMING e B40 WEIZHONG (moxabustão); VB21 JANJING (gravidez); VC8 SHENQUE (contra-indicada o uso de acupuntura; adapta-se somente à moxa).

Pontos perigosos, para serem utilizados com muita prudência:

P1 ZHONGFU (pneumotórax); P2 YUNMEN (pneumotórax); P3 TIANFU (lesão na artéria braquial); P4 XIABAI (lesão na artéria braquial); P8 JINGGU (lesão na artéria radial); P9 TAIYUAN (lesão na artéria radial); IG13 WULI (Lesão na artéria braquial); El CHENGQI (grave hematoma da órbita); E2 SIBAI (grave hematoma na face); E9 RENYING (lesão da artéria carótida); E12 QUEPEN (lesão na artéria subclávia); F42 CHONGYANG (lesão na artéria dorsal do pé); BP11 JIMEN (lesão na artéria femoral); Cl JIQUAN (lesão na artéria axilar); C2 QUINGLING (lesão na artéria braquial); C7 SHENMEN (lesão na artéria ulnar); ID9 JIANZHEN (lesão na artéria braquial); ID 17 TIANRONG (lesão na artéria carótida); B1 JINGMING (grave hematoma na órbita); CS1 TIANCHI (risco de pneumotórax); F11 YINLIAN (lesão nos vasos femorais); F12 JIMAI (lesão nos vasos femorais); VG14 DAZHUI, VG15 YAMEN e VG16 FENGFU (grave lesão medular); VC22 TIANTU (lesão nos órgãos do mediastino).

Pontos para analgesia:

IG 4 HEGU; E44 NEITING.

Pontos de sedação:

VG2O BAIHUI; C7 SHENMEN; B62 SHENMAI.

Pontos para se fazer sangrar:

P11 SHAOSHANG (crise de asma, hemicrania, faringo-tonsilite, golpe de calor); IG1 SHANGYANG (febre elevada, faringo-tonsilite, golpe de calor); E45 LIDUI (espasmos gástricos e intestinais); BP 1 YINBAI (hemorróidas, insônia, epistaxe); BP3 TAIBAI (hemorróidas); C9 SHAOCHONG (ictus, congestão cerebral, coma, hemicrania); ID1 SHAOZE (ictus, congestão do olho e do ouvido, coma, faringo-tonsilite, intoxicação aguda); B40 WIZHONG (afecções congestivas da perna e do pé, congestão dos órgãos pélvicos, dor lombar, todas as doenças crônicas da pele, alopecia, cefaléia, golpe de calor); B67 ZHIYIN (cefaléia, todas as Afecções agudas com dor insuportável, hemorróidas); R1 YONGQUAN (faringo-tonsilite, ondas de calor da menopausa, delírios e alucinações); CS3 QUZE (vômito, Afecções febris do aparelho respiratório, febre elevada); CS9 ZHONGCHONG (convulsões infantis); TAl GUANCHONG (inflamações do ombro e do braço, inflamações do olho e dos anexos oculares, ondas de calor da menopausa, febre elevada, otite); TAI8 QIMAI (congestão do ouvido e do olho, hemicrania, cefaléia occipital, vertigens, apoplexia, zunido auricular); VB44 ZUQIAOYIN (faringo-tonsilite, congestão hepática, vômito biliar, hemicrania, cefaléia frontal); F-1 DADUN (espasmos intestinais e biliares, congestão hepática, hemicrania, afecções dos órgãos genitais e pélvicos, meno e metrorragia); VG23 SHANGXING (cefaléia, epistaxe, nevralgias, convulsões infantis); VG26 RENZHONG (hemicrania, coma, perda dos sentidos, hipertermia, inflamações do nariz, boca e dentes da arcada superior); VG28 YINJIAO (cefaléia frontal, odontalgias perseverantes, herpes recidivo, inflamações da boca e da face, epistaxe, pólipos nasais, sinusite); EX2* TAIYANG (hemicrania, congestão cefálica com pulsação da artéria temporal, nevralgia do trigêmeo); EX10* YUYE* (náuseas, vômito incontrolável, inflamações da boca e da face); EX3O* SHIXUAN* (emergência, estado de choque, golpe de calor, perda dos sentidos, coma, apoplexia, enfarte cardíaco, hipertermia).

Pontos de Emergência:

P6 KONGZUI; IG 7 WENLJU; E 34 LIANGQIU; BP8 DIJI; C6 YINXI; ID6 YANGLAO; B63 JINMEN; R5 SHUIQUAN; CS4 XIMEN; TA7 HUIZHONG; VB36 WAIQJU; F6 ZHONGDU; B59 FUYANG; R8 JIAOXIN; VB35 YANGJIAO; R9 ZHUBIN.

Pontos que aumentam o mecanismo de ação das defesas imunológicas:

VG14 DAZHUI; IG11 QUCHI; BP- XUEHAI; BP - Baço-Pâncreas.

POSICIONAMENTO ANATÔMICO DOS PONTOS DE REFERÊNCIA NA APLICAÇÃO DA MOXA

ZHONGFU (L1) encontra-se sobre o tórax, no segundo *interespaço*, sobre a margem lateral superior da terceira costela;

CHIZE (L5) encontra-se sobre a prega do cotovelo, na conjunção com a margem lateral do tendão do músculo *bíceps* braquial;

KONGZUI (L6) encontra-se colocado sobre a face ântero-lateral do antebraço;

LIEQUE (L7) encontra-se sobre a margem ântero-lateral do rádio;

JINGQU (L8) localizado sobre o processo *estilóide* do rádio;

TAIYUAN (L9) encontra-se sobre a linha do processo *estilóide* do rádio, a 2 cm (1CUN) do ponto L8;

SHAOSHANG (L11) localizado sobre o ângulo ungueal do polegar;

SHANGYANG (LIl) sobre o ângulo ungueal medial do indicador;

ERJIAN (LI2) encontra-se sobre a face medial da articulação metacarpofalângica do segundo dedo, em uma depressão distal;

SANJIAN (LI3) encontra-se sobre a face medial da articulação metacarpofalângica do segundo dedo, em uma depressão proximal;

HEGU (LI4) o ponto de referência encontra-se sobre a face medial do segundo osso metacárpico, no nível da metapófise;

PIANLI (LI6)	colocado sobre o rádio;
QUCHI (LI11)	localizado na depressão presente sobre a face lateral do cotovelo;
JIANYU (LI15)	encontra-se sobre o lado ântero-inferior da articulação acromioclavicular;
YINGXIANG (LI20)	o ponto encontra-se a meia distância entre a prega nasolabial e o lado da asa do nariz;
DICANG (S4)	a 0,4 cm lateralmente no ângulo reto da boca;
YINGCHUANG (S16)	encontra-se no terceiro espaço intercostal;
RUGEN (S18)	localizado no quinto espaço intercostal;
TIANSHU (S25)	encontra-se no nível do umbigo;
GUILAI (S29)	encontra-se a 4 cm abaixo do umbigo;
FEMUR-FUTU (S32)	encontra-se a 6 CUN acima do lado superior da rótula;
ZUSANLI (S36)	encontra-se no ponto de encontro com crista da tíbia, inferiormente ao platô a 6 cm abaixo do ápice da rótula;
FENGLONG (S40)	encontra-se contra a margem lateral da fíbula, 8 CUN abaixo do ápice da rótula;
JIEXI (S41)	sobre o dorso do pé, entre os tendões do músculo extensor, ao longo dos dedos polegares e ao lado do ligamento cruzado;
CHONGYANG (S42)	encontra-se sobre o ponto mais alto do dorso do pé, a 3 cm do ponto S41;
LIDUI (S45)	localizado lateralmente no ângulo ungueal do quarto dedo do pé;
YINBAI (Spl)	encontra-se sobre o ângulo ungueal medial do dedão;
DADU (Sp2)	sobre a face medial do dedão, anteriormente à articulação;
TAIBAI (Sp3)	encontra-se sobre a face medial do pé, na proximidade da articulação do primeiro metatarso;
GONGSUN (Sp4)	encontra-se em uma depressão sobre a face medial do pé;

SHANGQIU (Sp5)	situado próximo ao lado ântero-inferior do tornozelo medial;
SANYINJIAO (Sp6)	3 CUN acima da ponta do tornozelo medial, contra a margem posterior da tíbia;
YINLINGQUAN (Sp9)	encontra-se na depressão do côndilo medial da tíbia, abaixo da sua tuberosidade;
XUEHAI (Sp10)	encontra-se 2 CUN acima do lado superior da rótula, entre o músculo vasto médio e o músculo sartório;
TONLI (H5)	encontra-se sobre a face da ulna medialmente ao tendão do músculo flexor ulnar do carpo;
SHENMEN (H7)	encontra-se sobre a face da ulna, a 2 cm do lado posterior do osso pisiforme;
SHAO FU (H8)	encontra-se na sede distal, sobre a face palmar, entre o quarto e o quinto ossos metacárpicos;
SHAUCHONG (H9)	localizado sobre o ângulo ungueal medial externo do quinto dedo;
SHAOZE (SI1)	encontra-se sobre o ângulo ungueal lateral do extensor ulnar do quinto dedo da mão;
HOUXI (SI3)	localizado sobre a face ulnar em uma depressão próxima à articulação metacarpo falângica do quinto dedo;
HAND WANGU (SI4)	encontra-se em uma depressão sobre a face ulnar;
YANGGU (SI5)	encontra-se sobre a face ulnar em uma depressão formada por um processo estilóide da ulna e do osso pisiforme;
ZHIZHENG (SI7)	sobre a face ulnar do antebraço;
XIAOHAI (SI8)	sobre a face posterior à articulacão ulnar proximal;
YUZHEN (B9)	encontra-se 3 cm da linha mediana no nível da protuberância occipital externa;
DASHU (B11)	encontra-se 3 cm lateralmente à apófise espinhal da primeira vértebra dorsal;
FEISHU (B13)	situado 3 cm lateralmente ao processo espinhal da terceira vértebra dorsal;

YINSHU (B15)	encontra-se situado 3 cm lateralmente ao processo espinhal da quinta vértebra dorsal;
DASHU (B16)	situado 3 cm lateralmente ao processo espinhal da sexta vértebra dorsal;
GESHU (B17)	situado 3 cm lateralmente ao processo espinhal da sétima vértebra dorsal;
GANSHU (B18)	encontra-se 3 cm lateralmente ao processo espinhal da nona vértebra dorsal;
PISHU (B20)	encontra-se na altura da décima primeira vértebra dorsal;
WEISHU (B21)	encontra-se na altura da décima segunda vértebra dorsal, 3 cm lateralmente ao processo espinhal;
SHEN-SHU (B23)	encontra-se na altura da segunda vértebra lombar;
DACHANSHU (B25)	situado 3 cm lateralmente ao processo espinhal, na altura da quarta vértebra lombar;
XIAOCHANGSHU (B27)	encontra-se 3 cm lateralmente ao processo espinhal, no nível do primeiro orifício sacral;
PANGGUANGSHU (B28)	localizado 3 cm lateralmente ao processo espinhal, no nível do segundo orifício sacral;
BAIHUANSHU (B30)	encontra-se no nível do quarto orifício sacral;
CILIAO (B32)	encontra-se no segundo orifício sacral;
GAOHUANG (B43)	encontra-se na altura do processo espinhal da quarta vértebra dorsal;
HUNMEN (B47)	na altura do processo espinhal da nona vértebra dorsal;
CHENGSHAN (B57)	encontra-se sobre o ângulo formado pela separação dos dois músculos gêmeos sobre a batata da perna;
FEIYANG (B58)	situado sobre o lado posterior do perônio, cerca de 1 CUN inferior e lateralmente ao ponto B57;
KUN LUN (B60)	sobre o lado do osso calcâneo;
SHENMAI (B62)	situado 1 cm abaixo da ponta do tornozelo externo;
JINGGU (B64)	encontra-se sobre a face lateral externa do pé;
SHUGU (B65)	encontra-se sobre a face lateral do pé;

ZHIYIN (B67)	sobre o ângulo ungueal lateral do quinto dedo do pé;
YONGQUAN (Kl)	encontra-se na depressão da planta do pé, entre o segundo e o terceiro dedos no nível da articulação metatarsofalângica;
TAIXI (K3)	encontra-se sobre o lado superior do osso calcâneo, à meia distância entre a ponta do tornozelo interno e o tendão de Aquiles;
DAZHONG (K4)	situado porteriormente ao tornozelo externo, no limite da inserção do tendão de Aquiles;
ZHAOHAI (K6)	encontra-se em uma depressão, 1 CUN abaixo do lado do tornozelo interno;
FULIU (K7)	sobre a face medial da perna;
SHANGQU (K17)	localizado a 2 CUN do nível umbilical;
NEIGUAN (P6)	encontra-se a 2 CUN da prega de flexão do punho, entre o tendão do músculo longo palmar e o tendão do músculo flexor radial do carpo;
DALING (P7)	encontra-se sobre a metade da prega de flexão do punho, entre o tendão do músculo longo palmar e o tendão do músculo flexor radial do carpo;
LAOGONG (P8)	encontra-se no meio da palma da mão;
ZHONGCHONG (P9)	sobre o ângulo ungueal medial do terceiro dedo da mão;
YEMEN (TE2)	situado sobre a prega, entre o quarto e o quinto dedos, abaixo das articulações metacarpo falângicas;
ZONGZHU (TE3)	encontra-se em uma depressão situada posteriormente na articulação, sobre o dorso da mão, entre o quarto e o quinto ossos metacárpicos;
YANGCHI (TE4)	sobre o dorso da mão, entre o músculo extensor dos dedos e o músculo do quinto dedo;
WAIGUAN (TE5)	localizado sobre o dorso do antebraço, entre a ulna e o rádio;
ZHIGOU (TE6)	encontra-se sobre o dorso do antebraço;
TIANJING (TE10)	encontra-se 2 cm posterior e medialmente à ponta do olecrânio;

JIANLIAO (TE14)	encontra-se sobre a posição súpero-posterior da articulação do ombro;
JIAOSUN (TE 20)	está situado sobre a superfície do osso temporal, em um ponto no nível do ápice da hélix;
SHUAIGU (G8)	encontra-se em uma depressão a 3 cm sobre o ápice da hélix;
FENGCHI (G20)	encontra-se a 3 cm da linha mediana, em uma depressão entre as partes do músculo esterno-cleidomastóideo e do músculo trapézio;
HUANTIAO (G30)	encontra-se posteriormente à testa do fêmur;
FENGSHI (G31)	encontra-se sobre a face lateral da coxa, 7 CUN acima da cavidade poplítea;
YANGLINGQUAN (G34)	colocado em uma depressão sobre o lado ântero-inferior da cabeça do perônio;
GUANGMING (G37)	5 CUN da ponta do tornozelo externo, sobre a borda anterior da fíbula;
YANGFU (G38)	encontra-se a 4 CUN de distância do maléolo externo, sobre a borda anterior da fíbula;
XUANZHONG (G39)	encontra-se 3 cm acima da ponta do tornozelo;
QIUXU (G40)	inferiormente ao maléolo externo;
FOOT-LINQI (G41)	localizado em uma depressão que se encontra exteriormente na articulação do quarto e quinto ossos metacárpicos, medial ao tendão do quarto dedo;
XIAXI (G43)	encontra-se 0,5 CUN anterior à articulação do quarto e quinto ossos metatársicos;
FOOT-QIAOYIN (G44)	encontra-se lateralmente no ângulo ungueal do quarto dedo do pé;
DADUN (LIV1)	sobre o ângulo ungueal lateral do polegar do pé;
XINGJIAN (LIV2)	encontra-se entre o polegar do pé e o segundo dedo;
TAICHONG (LIV3)	encontra-se entre o polegar do pé e o segundo dedo, posicionado no início das articulações deles;
LIGOU (LIV5)	a 5 CUN sobre a ponta do tornozelo interno, sobre a borda posterior da tíbia;

QUQUAN (LIV8) situado no nível da articulação do joelho, anteriormente à borda dos músculos semimembranosos e semitendinoso;
FEMUR-WULI (LIV10) encontra-se 2 cm da prega inguinal, sobre a face ântero-medial da coxa;
YINLIAN (LIV11) encontra-se na prega inguinal, lateralmente à artéria do fêmur;
QIMEN (LIV14) encontra-se no espaço entre a sexta e a sétima costelas;
CHANG-QIANG (GV1) encontra-se na metade da linha que une o ânus e o ponto do cóccix;
BAIHUI (GV20) localizado sobre o ápice da cabeça, onde a linha mediana se cruza com a linha de conjunção dos extremos da hélix das orelhas;
QUGU (CV2) sobre a margem superior do osso púbico;
ZHONGJI (CV3) encontra-se 2 cm sobre o púbis;
GUANYUAN (CV4) 2 CUN sobre a margem superior do púbis;
SHIMEN (CV5) 3 CUN sobre a margem superior do púbis;
QIHAI (CV6) encontra-se 3 cm abaixo do umbigo;
SHENJUE (CV8) localizado no centro do umbigo;
XIA WAN (CV10) 4 cm sobre o umbigo;
ZHONGWAN (CV12) encontra-se na metade da linha que une o umbigo à articulação xifóide externa;
SHANGWAN (CV13) encontra-se 5 CUN sobre o umbigo;
JUJUE (CV14) encontra-se 6 CUN sobre o umbigo;
SHANZHONG (CV17) encontra-se ao nível do quarto espaço intercostal;
TIANTU (CV22) encontra-se 0,5 CUN sobre a cavidade do esterno.

I — A Meditação dos Meridianos

Depois de ter conseguido um conhecimento completo dos sentidos dos doze meridianos principais e do fluxo da energia no interior do corpo, como resultado de uma massagem precedente dos meridianos, pode-se dar início ao método intitulado "Meditação dos Meridianos". A Meditação dos Meridianos é um método que objetiva o desenvolvimento físico e espiritual. É um procedimento básico descrito na filosofia do Taoísmo e a acupuntura é uma de suas ramificações. O venerado sábio e filósofo *Lao-Tzu* que ao que parece viveu em algum lugar da China entre os anos 160 ao 500, praticou fielmente e aconselhou exaustivamente aos seus discípulos a meditação dos meridianos.

O método da meditação dos meridianos consiste principalmente em encontrar uma posição confortável. É preferível sentar sobre uma almofada macia e conservar a coluna ereta, mas não tensa e, assim, os ombros descerão automaticamente à sua posição natural. Deve-se esvaziar a mente deixando-a livre de qualquer pensamento irrelevante e focalizar toda a atenção no meridiano do pulmão. Em seguida, traça-se o meridiano do pulmão, com o indicador e o dedo médio, prestando atenção às sensações subjetivas simultâneas que surgem como resultado desta atitude. Mentalmente siga-se o fluxo da energia, enquanto ela desce ao longo do meridiano do pulmão e, depois, procede-se da mesma forma ao longo do meridiano do intestino grosso que possui um fluxo ascendente de energia. Massageando todo o comprimento dos doze meridianos principais, se conseguirá, finalmente, intuir a flutuação mínima de energia ao longo do circuito dos meridianos. O conhecimento da circulação da energia no interior do corpo conferirá longevidade e essa habilidade permitirá manter o estado de equilíbrio da energia, em qualquer circunstância. A doença habita apenas um corpo cujo fluxo de energia ao longo dos meridianos é irregular.

Os Órgãos e os Intestinos

A medicina chinesa classifica os cinco órgãos do interior do corpo humano como: coração, baço-pâncreas, pulmões, rins e fígado; e classifica os seis intestinos como: intestino grosso, bexiga, triplo aquecedor, vesícula biliar, intestino delgado e estômago. Outra parte do corpo humano, o constritor do coração ou pericárdio, corresponde ao sistema dos vasos sangüíneos. A classificação de cada víscera como órgão ou como intestino é determinada pela sua estrutura fisiológica e pela sua função. A medicina chinesa designa os cinco órgãos como *Tsang* (sólidos) e os seis intestinos como *Fu* (ocos).

Os que são definidos como cinco órgãos sólidos armazenam a essência da vida e energia e não as deixa extravasar, assim estão cheios, mas não podem ser transbordados. Os seis intestinos ocos transmitem e transformam o alimento, mas não podem armazená-lo; portanto estão cheios, entretanto não podem transbordar.

Um órgão se distingue pelo fato de possuir uma estrutura sólida no qual predomina uma função interna: "armazena, mas não intervém". A característica distinta de um intestino consiste no fato de ser uma estrutura oca e o seu funcionamento é, primeiramente, influenciado por fatores externos ao corpo: "transforma o alimento, mas não o retém". Quando se faz referência a qualquer um dos órgãos ou intestino e ao órgão mestre, que é o coração, os chineses não incluem apenas todos os aspectos de sua estrutura fisiológica aparente, mas, acima de tudo, aquilo que se refere à sua função imperceptível; na medicina chinesa, estrutura e função são sinônimos. O órgão do coração inclui a sua óbvia estrutura orgânica e a pulsação rítmica em adição à função que permite a circulação sangüínea através do corpo. O intestino grosso inclui a sua estrutura fisiológica aparente, bem como a função consistente na absorção final da nutrição, extraída do alimento digerido enquanto ele percorre o trato intestinal.

Os órgão são *Yin* porque sua função é primeiramente *interna*. Os intestinos são *Yang* porque as suas funções primárias sofrem a influência de causas *externas*. O conceito de *Yin* e *Yang* será detalhado adiante, em outro capítulo. Aqui é suficiente afirmar que *Yin* e *Yang* são complementares e opostos. Para manter um perfeito equilíbrio, no interior do corpo, cada órgão *Yin* tem um intestino *Yang* complementar; se o funcionamento de um órgão ou intestino não é relativo a seu órgão ou intestino complementar, será impedido seu fluxo de energia através do corpo. Portanto, o equilíbrio perfeito de Yin e Yang (órgão e intestino) é crucial.

Cinco órgãos, seis intestinos e o constritor do coração (pericárdio) somados, dão um total de 12 que se religam exatamente aos 12 meridianos principais do corpo. Como foi dito no início deste capítulo, a forma como os meridianos se conectam indica um círculo ininterrupto que permite a contínua circulação de energia pelo corpo. Enquanto a energia flui ao longo dos meridianos, qualquer um dos órgãos, intestino e pericárdio são reabastecidos com o seu quantum de força vital necessária a manter as funções que sustentam a vida. Quando se refere a um órgão ou intestino individualmente, a medicina chinesa não implica a percepção distinta ou existente independente das outras vísceras, mas sugere que seja visto como o segmento de uma rota ou de um círculo e, cada segmento será igualmente importante para que se verifique o funcionamento harmônico do todo. O perfeito funcionamento de cada órgão ou intestino e do constritor do coração é considerado fundamental para a manutenção de um estado de perfeito equilíbrio no interior do corpo humano.

Os Cinco Elementos e suas Cinco Interações

A energia flui através do corpo por meio dos meridianos e dos respectivos órgãos e intestinos em ciclos bem definidos; os ciclos que descrevem o fluxo de energia no interior do organismo são o preciso reflexo da interação cíclica da energia entre os cinco elementos terrestres. Os cinco elementos terrestres são: fogo, terra, metal, água e madeira; há dois ciclos que ilustram a interação entre esses elementos. No primeiro ciclo — o ciclo da geração — cada elemento *gera* ou *produz* o elemento sucessivo: de tal forma, o fogo gera a terra, a terra gera o metal, o metal gera a água e a água gera a madeira, a madeira gera o fogo, o fogo gera a terra e o ciclo recomeça. No segundo ciclo — o ciclo da destruição — cada um dos elementos *destrói* ou *absorve* o elemento sucessivo: assim, o fogo destrói o metal, o metal destrói a madeira, a madeira absorve a água, a água absorve o fogo, o fogo destrói o metal e o ciclo recomeça.

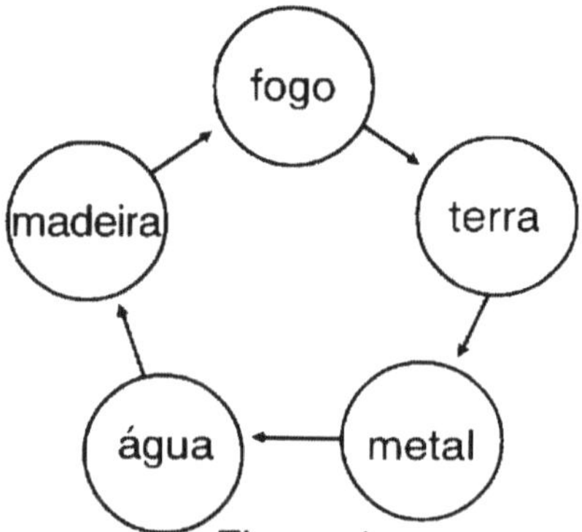

Figura 1

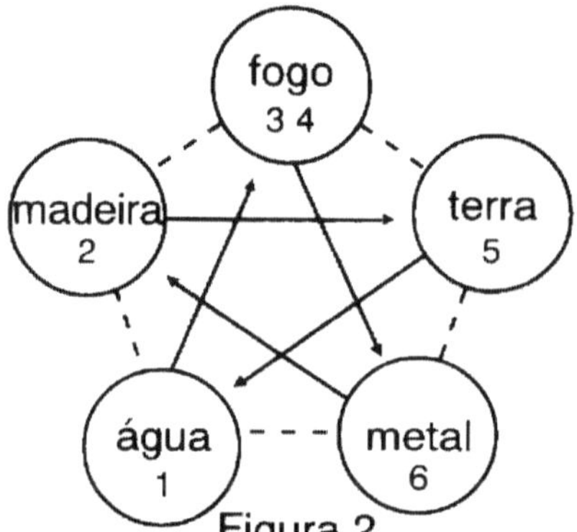

Figura 2

A importância dos dois ciclos ilustrados consiste no fato de que eles formam a base para a aplicação da terapia da acupuntura. Afirmando que o homem é um microcosmo — o reflexo do macrocosmo — os chineses acreditam que a interação dessas funções corporais reflete os dois ciclos precedentes que ilustram a interação entre os cinco elementos terrestres.

A medicina chinesa identifica cada víscera como um dos elementos a saber:

Fogo	coração intestino delgado triplo aquecedor constritor do coração (pericárdio)	Metal Água	pulmões intestino grosso rins bexiga
Terra	baço-pâncreas estômago	Madeira	fígado vesícula biliar

Os elementos correspondentes aos órgãos e aos intestinos são:

Tabela 1

	Madeira	*Fogo*	*Terra*
TSANG Órgão	Fígado	Coração	Baço
FU Intestino	Vesícula Biliar	Intestino Delgado	Estômago

	Metal	*Água*	*Fogo* *(Ministro)*
TSANG Órgão	Pulmões	Rins	Pericárdio
FU Intestino	Intestino Grosso	Bexiga	Triplo Aquecedor

Identificando cada órgão com o seu respectivo elemento no primeiro ciclo chega-se ao seguinte resultado: o coração (fogo) mantém o baço-pâncreas (terra); o baço-pâncreas (terra), os pulmões (metal); os pulmões (metal), os rins (água); os rins (água), o fígado (madeira); o fígado (madeira), o coração (fogo). Também os intestinos seguem o mesmo ciclo: o intestino delgado (fogo) mantém o estômago (terra); o estômago (terra), o intestino grosso (metal); o intestino grosso (metal), a bexiga (água); a bexiga (água), a vesícula biliar (madeira).

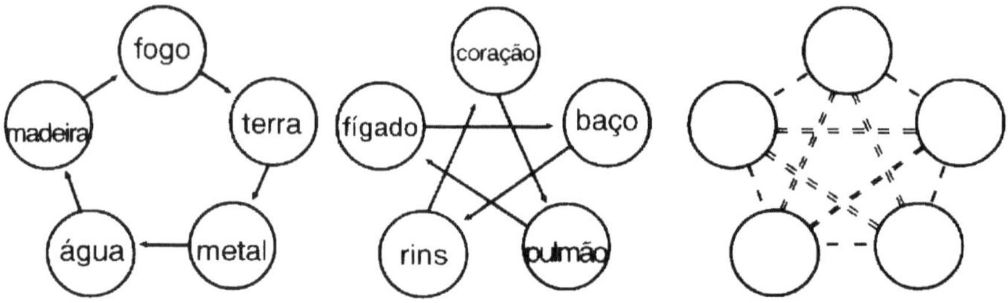

Figura 3

Se a energia no interior de um órgão não está equilibrada, o órgão, em lugar de estar apto a manter de maneira efetiva o órgão que o sucede no circuito dos meridianos, agirá negativamente ou será desfavorecido por outro órgão; esse modelo foi descrito no segundo ciclo da interação entre os elementos no qual cada elemento destrói ou absorve o outro. Assim, quando a energia no interior do coração (fogo) está desequilibrada, ele (coração, fogo) atuará desfavoravelmente sobre os pulmões (metal); os pulmões (metal), o fígado (madeira); o fígado (madeira), o baço (terra); o baço (terra), os rins (água); os rins (água), o coração (fogo). O mesmo se aplica aos intestinos: o desequilíbrio de energia dentro do intestino delgado (fogo) interferirá desfavoravelmente sobre o intestino grosso (metal); o intestino grosso (metal), sobre a vesícula biliar (madeira); a vesícula biliar (madeira), o estômago (terra); o estômago (terra), sobre a bexiga (água); a bexiga (água) sobre o intestino delgado (fogo).

Considerando que a interação entre os órgãos é idêntica à interação entre os elementos, os antigos chineses não forneceram apenas um meio pelo qual os ditados "Aquilo que está em cima é igual ao que está em baixo" e "O microcosmo reflete o macrocosmo" possam ser aferidos e compreendidos, mas também um meio pelo qual a interação da energia entre os órgãos e os intestinos possa ser aceita como um fato, uma vez que a base dessa interação está fundamentada na mesma lógica pela qual a interação dos cinco elementos terrestres é verdadeiramente realizada instintivamente.

Os casos seguintes mostram como a acupuntura é aplicada usando-se os dois ciclos fundamentais da interação como base para a terapia. De acordo com a Lei dos Cinco Elementos, os pulmões (metal) mantêm os rins (água). Se os pulmões estão afetados e em conseqüência precisam utilizar toda a sua energia para manter suas funções, os rins, necessariamente, serão afetados, devido à falta de uma adequada quantidade de energia necessária ao seu funcionamento. Para revitalizar os rins será necessário curar os pulmões, para que possam manter os rins. De outro lado é também possível que o fígado (madeira), mantendo os rins no circuito dos meridianos, possa necessitar energia adicional devido a uma disfunção e, absorvendo a energia dos rins, os debilitará. Nesse caso, tratando o fígado, se efetuará, conseqüentemente, a cura dos rins (água).

Tabela 2 – Os Cinco Elementos

Elemento	*Madeira*	*Fogo*	*Terra*	*Metal*	*Água*
Planeta	Júpiter	Marte	Saturno	Vênus	Mercúrio
Direção	Este	Sul	Centro	Oeste	Norte
Estação	Primavera	Verão	Verão Indiano	Outono	Inverno
Cores	Azul	Vermelho	Amarelo	Branco	Preto
Climas Adversos	Vento	Calor	Umidade	Estiagem	Frio
Órgão	Fígado	Coração	Baço	Pulmões	Rins
Sentidos	Visão	Fala	Gosto	Olfato	Audição
Partes do Corpo	Músculos Unhas	Pulso Pigmentação	Carne Lábios	Pele Pêlos	Ossos Cabelos

Orifícios	Olhos	Ouvidos	Boca	Nariz	Ânus Aparelho Urinário
Fluidos	Lágrimas	Suor	Linfa	Muco	Saliva
Odores	Rançoso	Queimado	Doce	Carnudo	Pútrido
Gostos	Ácido	Amargo	Doce	Picante	Salgado
Sons	Choro	Riso	Canto	Soluço	Lamento
Valores Psíquicos	Espírito	Consciência	Idéias	Espírito Animalesco	Desejo Ambição
Emoções	Raiva	Alegria	Ansiedade	Dor	Medo
Energia Dinâmica	Sangue	Energia Psíquica	Energia Física	Energia Vital	Força de Vontade
Reguladores	Pulmões	Rins	Fígado	Coração	Baço
Estado Social	Pessoas	Estado	Príncipe	Vassalo	O que é produzido
Animal Doméstico	Frango	Cão	Boi	Cavalo	Porco
Animal Selvagem	Tigre	Veado	Urso	Pássaro	Macaco
Grão	Trigo	Milho	Centeio	Arroz	Ervilha
Tensão	Fadiga ocular	Fadiga ao caminhar	Seden-tarismo	Muito tempo deitado	Muito tempo em pé

Se uma pessoa consome grande quantidade de álcool, provoca o desequilíbrio do funcionamento dos rins que, sobrecarregados, afetarão desfavoravelmente o coração. O desequilíbrio de energia nos rins, também os impedirá de sustentar o fígado o qual, por seu turno, deve manter o coração. Além de não ser mantido pelos rins, o fígado tem que enfrentar o estresse imposto pelo álcool. O alcoolismo e as más condições cardíacas caminham juntas. Com o alcoolismo, a energia no interior dos rins, do fígado e do coração precisa ser aumentada simultaneamente. A energia do coração deve ser majorada, pois este não absorve energia do fígado: a energia do fígado, por sua vez, deverá ser acrescida para não extenuar os rins; e finalmente, a energia dos rins precisa ser equilibrada para neutralizá-los, de modo que não venha a afetar desfavoravelmente o coração.

A Unidade Fundamental Órgão/intestino

Como foi dito anteriormente, os órgãos são Yin e os intestinos, Yang. Yin e Yang são opostos, mas nenhum dos dois pode existir isoladamente; são opostos no sentido de que representam as faces diversas de uma mesma medalha. Da mesma maneira, nenhum órgão Yin tem um intestino complementar Yang; juntos eles formam uma unidade na qual o perfeito funcionamento de cada órgão ou intestino é indispensável para o perfeito funcionamento do outro. Por exemplo, o órgão Yin dos pulmões existe em relação ao intestino Yang do intestino grosso. É necessário um funcionamento perfeito dos pulmões para fornecer um fluxo livre de energia ao intestino grosso, pois como se pode observar na ilustração da ordem dos órgãos e dos intestinos, no circuito dos meridianos, o intestino grosso segue ou é precedido pelos pulmões. As unidades seguintes que compreendem tanto um órgão Yin quando um intestino Yang mostram a mesma relação funcional, igual a exemplificada na precedente unidade pulmão/intestino grosso:

coração / intestino delgado (fogo);
bexiga / rins (água);
constritor do coração/ triplo aquecedor (fogo);
vesícula biliar / fígado (madeira);
pulmões / intestino grosso (metal);
estômago / baço (terra).

Tabela 3 — A Ordem dos Cinco Elementos (Órgãos e Intestinos)

1	(Água)	Rins — Bexiga
2	(Madeira)	Fígado — Vesícula biliar
3	(Fogo)	Coração — Intestino delgado
4	(Fogo)	Pericárdio — Triplo Aquecedor
5	(Terra)	Baço — Estômago
6	(Metal)	Pulmões — Intestino Grosso

Os Canais Conjuntivos

Os meridianos associados ao órgão e intestino que compreendem cada uma das unidades fundamentais estão ligados por canais conjuntivos ou conectivos; a função primária dos canais conjuntivos consiste em permitir que a energia flua pelas vísceras correspondentes a cada unidade reforçando, portanto, a relação entre os meridianos. Por exemplo, a energia flui dos pulmões para o intestino grosso; os dois meridianos associados a essas vísceras estão ligados por um canal conjuntivo existente entre L 7 sobre o meridiano do pulmão LI 6 e sobre o meridiano do intestino grosso; ambos os pontos se encontram no pulso. Para aplicar a terapia às unidades fundamentais, estimulando o primeiro membro de cada unidade se atingirá, simultaneamente, o segundo membro; esse fenômeno constitui a base sobre a qual se fundamentam os princípios como os antigos chineses chamavam a lei de “mãe-filho”.

A Lei de “Mãe-filho”:

Se um meridiano está vazio, estimule sua mãe. Caso esteja cheio, desperdice o filho. (*Nei Ching*).

Tabela 4 – Distribuição dos Quinze Lomo (Canais Conjuntivos)

Nome do Lomo (canal conjuntivo)	*Ponto de Separação*	*Via para o Meridiano*	*Área de Distribuição*
Separação de Yin Maior do Braço	Liehchueh (L 7)	Sol Yang do Braço	Entra na Palma, flui do Pulso
Separação de Yin Menor do Braço	Tungli (H 5)	Yang Maior do Braço	Pelo meridiano original entra no coração, está ligado à raiz da língua e termina no tecido atrás da pupila.
Separação de Yin Absoluto do Braço	Neikuan (HC 6)	Yang Menor do Braço	Ao longo do meridiano original está ligado ao pericárdio.
Separação do Sol Yang do Braço	Pienli (LI 6)	Yin Maior do Braço	Atravessando o antebraço, a face e os dentes, entra no ouvido.
Separação do Yang Maior do Braço	Chihcheng (SI 7)	Yin Menor do Braço	Percorre o cotovelo e se conecta com a articulação das costas.
Separação de Yang Menor do Braço	Waikuan (TH 5)	Yin Absoluto do Braço	Envolve o antebraço e se derrama sobre o peito.

Separação de Yin Maior da Perna	Kungsun (SP 4)	Sol Yang da Perna	Entra no intestino e no estômago.
Separação de Yin Menor da Perna	Tachung (K 4)	Yang Maior da Perna	Percorre o meridiano original até o pericárdio, penetrando no lombo e na coluna.
Separação do Yin Absoluto da Perna	Likou (LV 5)	Yang Menor da Perna	Percorrendo a perna chega aos testículos e atinge o pênis.
Separação de Sol Yang da Perna	Fenglung (S 40)	Yin Maior da Perna	Percorre a canela até o vértice e entra na garganta.
Separação do Yang Maior da perna	Feiyang (B 58)	Yin Menor da Perna	
Separação do Yang Menor da Perna	Kuangming (GB 37)	Yin Absoluto da Perna	Entra no lado dorsal dopé.
Separação do Vaso da Concepção	Weiyi (JEN 15)		Escorre pelo abdômen.
Separação do Vaso Governador	Changchiang (TU 1)		Sobe até o colo, a cabeça e atinge o meridiano Yang Maior da Perna.
O Grande Lo do Baço	Tapao (SP 21)		Escorre ao lado do peito.

A lei de "mãe-filho" como é aplicada no corpo humano, está baseada na interação dos cinco elementos. Cada elemento é a "mãe" do elemento sucessivo e, ao mesmo tempo, o "filho" do elemento que o precede, como demonstrado no ciclo que descreve o fluxo da energia através dos elementos. Por exemplo, a terra é a mãe do metal e filha do fogo.

Circulando pelo corpo, a energia escorre em qualquer órgão e intestino em um ciclo bem definido. Cada órgão ou intestino é a "mãe" do órgão ou intestino que o sucede no circuito dos meridianos: e cada órgão é também o "filho" do órgão ou intestino que o precede no circuito dos meridianos; esse fenômeno fundamenta-se na lei dos cinco elementos. Por exemplo, os pulmões mantêm os rins e, portanto, eles são chamados de "mãe" dos rins. Se a energia no interior dos rins é deficiente, segundo a lei de "mãe-filho", estimulando a energia nos pulmões (mãe), os rins receberão, automaticamente, um aumento de energia. Além de estimular os pulmões, a energia do fígado deve, também, ser aumentada a fim de que o fígado (filho dos rins) não absorva a energia dos rins. Se a energia no interior dos rins recebe o estímulo inicial, ele, além de aumentar a energia desse órgão, aumentará a energia do fígado; neste caso, mais do que "filho", os rins são a "mãe" do fígado (filho). Se no exemplo precedente, a energia na "mãe" em vez de aumentar se dispersa, também a energia do "filho" será dispersada.

O Ciclo de Geração (Sustentação)

Mãe	*Filho*
1) pulmões / intestino grosso (metal) (esteios)	bexiga / rins (água)
2) bexiga / rins (água)	vesícula biliar / fígado (madeira)
3) vesícula biliar / fígado (madeira)	coração / intestino delgado

4) coração / intestino delgado pericárdio / triplo aquecedor (fogo)	pericárdio / triplo aquecimento (fogo) estômago / baço (terra)
5) estômago / baço (terra)	pulmões / intestino grosso (metal)

O funcionamento conjunto entre cada órgão e intestino que compreende algumas das unidades fundamentais depende do equilíbrio de cada órgão e intestino e da unidade de um em relação ao outro; esse equilíbrio se alcança neutralizando qualquer órgão ou intestino que poderia influenciar desfavoravelmente um membro da unidade fundamental.

A relação funcional entre a unidade fundamental, como demonstrado no ciclo da geração, está fundamentada no mesmo ciclo de geração exposto para os cinco elementos. A terapia pode ser aplicada de acordo com os princípios da lei de "mãe-filho". Por exemplo, a correção de um desequilíbrio de energia no interior da unidade bexiga/ rins (água) pode ser alcançada tratando a unidade pulmões / intestino grosso (metal); porque o metal é a "mãe" da água. A unidade fígado / vesícula biliar (madeira) deve também ser tratada porque a madeira é o "filho" da água (rins / bexiga) e absorverá energia da mãe se a sua energia própria não aumentar. Quando se tratam as unidades pulmões / intestino grosso e fígado / vesícula biliar, ambos os membros da unidade podem ser curados.

A estimulação do fluxo de energia no interior o primeiro membro da unidade fundamental deve também, simultaneamente, coincidir com a dispersão de energia no interior do órgão ou intestino oposto ao órgão e intestino que recebe o estímulo. A estimulação de energia no órgão Yin dos pulmões (metal) deve coincidir com a dispersão de energia no interior do intestino Yang do intestino delgado (fogo). Segundo a lei dos cinco elementos, o fogo destrói o metal, ou então, o intestino delgado desfavorece os pulmões; para neutralizar reação adversa, a energia no intestino delgado (fogo) deve ser dispersa. Em regra, a energia no interior de um órgão ou intestino que desfavorece um outro órgão ou intestino será naturalmente supérflua. Mas se a energia no interior do intestino delgado (fogo) não é simultaneamente neutralizada tratando os pulmões, aquela energia desfavorecerá os pulmões (o fogo destrói o metal) e desagregará o equilíbrio entre os pulmões e o intestino grosso. Conseqüentemente, o desequilíbrio entre os pulmões e o intestino grosso impedirá que o funcionamento de ambos sustente a unidade sucessiva constituída pela bexiga / rins. Portanto a estimulação da energia no interior de cada órgão ou intestino da unidade fundamental deverá coincidir sempre com a neutralização da energia no órgão ou intestino que está em oposição à unidade fundamental que recebe o estímulo. O precedente método estimulação-dispersão deve ser aplicado nos seguintes órgãos e intestinos:

Estimular	*Dispersar*
– bexiga (água)	– baço-pâncreas (terra)
– rins (água)	– estômago (terra)
– pulmões (metal)	– intestino delgado (fogo)
– intestino grosso (metal)	– coração (fogo)
exceções: pericárdio, triplo aquecedor, fígado, vesícula biliar	

Cada uma das unidades fundamentais é o produto da união de um órgão Yin complementar e de um intestino Yang, por exemplo, pulmões / intestino grosso. Os ciclos de interação entre as unidades fundamentais refletem os dois ciclos básicos de interação entre os elementos terrestres como foram aplicados aos órgãos e intestinos individuais.

O Ciclo de Destruição

	Atua desfavoravelmente
1) coração / intestino delgado (fogo) / pericárdio / triplo aquecedor	pulmões / intestino grosso (metal)
2) pulmões / intestino grosso (metal)	vesícula biliar / fígado (madeira)
3) vesícula biliar / fígado (madeira)	estômago / baço-pâncreas (terra)
4) estômago / baço-pâncreas (terra)	bexiga / rins (água)
5) bexiga / rins (água)	coração / intestino delgado (fogo) pericárdio / triplo aquecedor

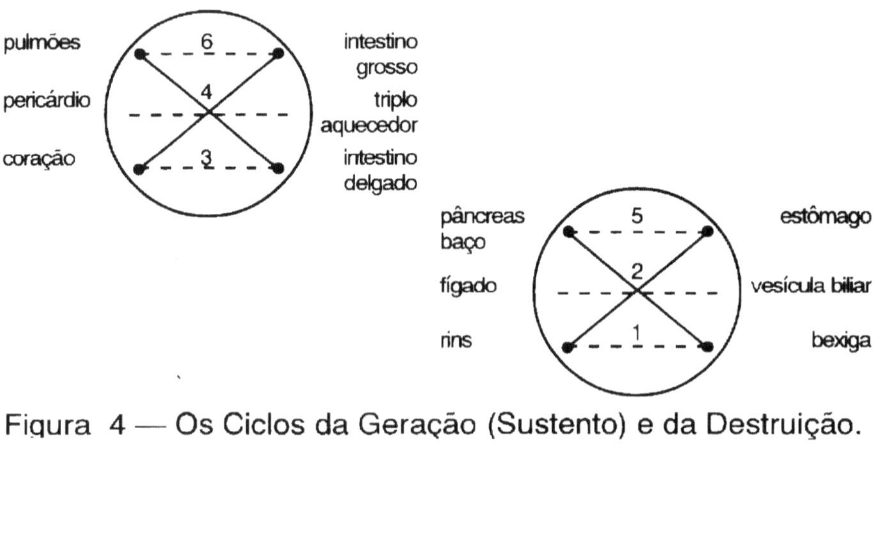

Figura 4 — Os Ciclos da Geração (Sustento) e da Destruição.

Um desequilíbrio da energia no interior de um órgão ou de um intestino de qualquer unidade fundamental resultará em atuação desfavorável ou ser desfavoravelmente atingido por outra unidade fundamental como ilustrado no ciclo da destruição. Por exemplo, a estimulação da energia nos pulmões (metal) durante a pneumonia deve coincidir com a dispersão da energia na unidade composta pelo coração / intestino delgado (fogo). A energia no baço / estômago (terra) deve ser aumentada para permitir àquela unidade sustentar e reforçar os pulmões / intestino grosso (metal, ciclo de geração). Enfim, a energia na bexiga / rins deve ser aumentada a fim de que não seja necessário o aumento da sustentação pelos pulmões / intestino grosso indispostos.

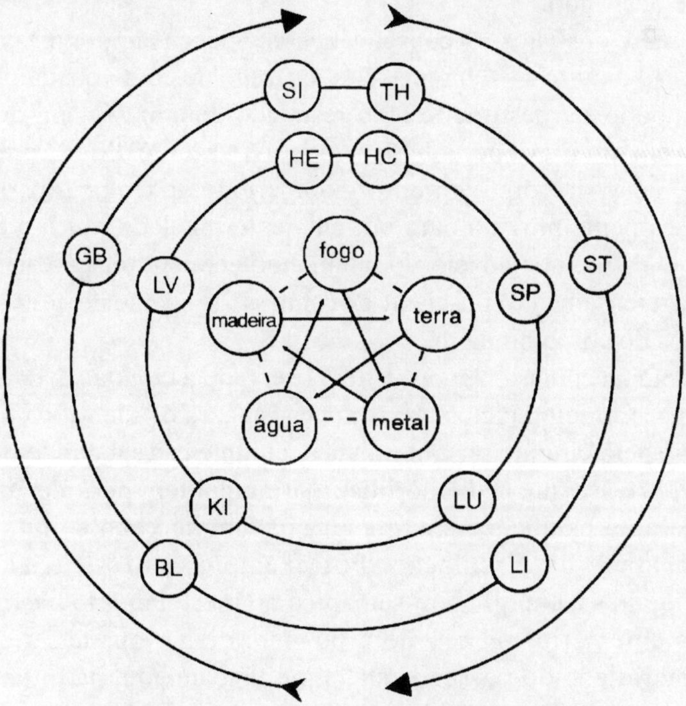

Figura 5 — O conceito Geral dos Órgãos / Intestinos e os Cinco Elementos.

Biorritmo

O biorritmo — quase sempre referido como o relógio biológico — é a regulagem do fluxo da energia no interior do corpo em relação à medição do tempo, seja solar ou lunar. A palavra "biorritmo" encerra todos os conceitos que denotam a pulsação inerente e natural que sujeita todos os aspectos funcionais da vida. De várias maneiras, esse ritmo é admitido como fortalecedor porque ser consciente seria, de certo modo, estar sempre consciente da base rítmica da própria respiração. Possuindo uma natureza sutil e elusiva, o biorritmo pode ser melhor avaliado quando é destruído.

O estresse dos jatos — conseqüência de viagens imprevistas de um fuso horário a outro — é um perfeito exemplo de como o ritmo natural do corpo pode ser destruído como resultado de uma viagem de longa distância em um breve período de tempo. Às vezes, é difícil conceber o funcionamento do corpo em um rígido período de tempo, até que não seja bruscamente movido para um ambiente regulado por um horário *diverso*. O esforço de adaptação, a um ambiente em relação ao tempo, nos deixa intensamente consciente de como *são* rigidamente programadas as funções do corpo humano.

A medicina chinesa, depois de ter observado a circulação da energia pelo corpo, formulou ciclos biorrítmicos capazes de identificar o fluxo da energia pelo circuito dos meridianos, durante cada segundo do dia.

Descobriu-se que cada meridiano principal tem períodos de duas horas, durante os quais a energia alcança um máximo e um mínimo de intensidade de circulação. Por exemplo, entre 9 e 11 horas antemeridianas a energia tem seu ápice no meridiano do baço. Entre 11 horas antemeridiana e 1 hora pós-meridiana, quando a energia ativa o meridiano do coração está, simultaneamente, na intensidade mínima do baço. A tabela 5 relaciona as horas durante as quais a energia alcança seu ápice em algum órgão e intestino e nos seus respectivos meridianos.

Tabela 5 – Ciclos Biorrítmicos

1-3	antemeridiano	fígado
3-5	antemeridiano	pulmões
5-7	antemeridiano	intestino grosso
7-9	antemeridiano	estômago
9-11	antemeridiano	baço-pâncreas
11-1	pós-meridiano	coração
1-3	pós-meridiano	intestino delgado
3-5	pós-meridiano	bexiga
5-7	pós-meridiano	rins
7-9	pós-meridiano	pericárdio
1-11	pós-meridiano	triplo aquecedor
11-1	antemeridiano	vesícula biliar

A medicina chinesa distingue pouco — ou nada — entre a idéia do biorritmo, o ritmo da vida e o fluxo rítmico da energia através do corpo humano. Cada um desses termos implica a idéia de uma pulsação fundamental e submissa que estabelece um tempo no qual uma infinidade de aspectos funcionais da vida são programados. O fluxo de energia, através dos órgãos e dos intestinos, de acordo com o programa biorrítmico, é imprescindível para uma existência vigorosa — a vida em si é uma direta indicação de um livre e rítmico fluxo de energia.

Utilizar a tabela biorrítmica será especialmente benéfico no tratamento da enfermidade, pois ela indica exatamente o tempo durante o qual é maior a atividade dos meridianos, em relação aos órgãos e aos intestinos.

Por exemplo, uma enfermidade do fígado caracterizada por paroxismos dolorosos, responderá favoravelmente a diversos métodos de terapia de agulhas, acupuntura, massagens etc., entre 3 e 5 horas antemeridianas, pois essas são as horas de atividade máxima no meridiano dos pulmões. As regras para a aplicação da terapia são:

1) O momento mais oportuno para tratar um *excesso de energia é aquele* da maior atividade do meridiano, ou *um pouco antes disso*.

2) O melhor momento para tratar uma *perda de energia* é *depois* do ápice da atividade do meridiano.

II — Relativismo da Patologia

Yin e Yang

Nei Ching afirma que o "O universo inteiro é uma oscilação das forças Yin e Yang". Enquanto muitas pessoas que se dedicaram durante longo tempo ao estudo das filosofias orientais aceitam totalmente essa afirmação como um fato consumado, pouquíssimas subjetivamente experimentaram ou compreenderam os elementos pelos quais ela é validada.

Para explicar a maneira como Yin e Yang são aplicados ao universo, é preciso imaginar o estado de pureza que precedeu a criação do cosmos. Os sagrados manuscritos da antigüidade que se referem à criação do universo material iniciam com a questão: "Qual teria sido a idéia apenas imaginada que surgira naquele infinito estágio de onipresença que precedeu a criação do cosmo?". Sabemos que o pensamento é o resultado da percepção de um objeto no mundo, mas qual teria sido a natureza dessa idéia se o mundo dos objetos não fora ainda criado? A única reflexão que poderia ter surgido naquele estágio inicial do ser, deve ter sido a autoconsciência; não existia nenhum objeto no mundo sobre o qual aquele ser poderia focalizar a própria atenção a não ser ele mesmo. Em outras palavras, aquele estágio inicial de onipresença conscientizou-se de si mesmo, enquanto onipresença. A primeira crença teria sido, então: "Sou onipresente". Isso sucede quando nos miramos em um espelho e, improvisamente, ficamos conscientes de uma característica física particular que sempre existiu, mas que havíamos desprezado porque nosso olhar focava sempre a aparência externa. Pela lógica, uma segunda reflexão foi: "Dado que sou onipresente, sou onipotente e posso gerar (criar) qualquer coisa que se possa imaginar!". Enquanto um pensamento "morria" e outro "nascia", a energia de alta intensidade de cada um deles passou a vibrar cada vez menos até que surgiu a matéria sólida, que todos os cientistas acreditam ser, realmente, a energia. O mundo material foi então criado do "nascimento e da morte" da idéia que "plasmou" a energia da inicial fonte infinita. Muitos sábios, através da história, após um súbito clarão exclamaram: "Por Deus! O universo nada mais é que uma massa formada por idéias". *Yang* é o princípio causal, ativo, criativo: vida; *Yin* é o princípio resultante, passivo, destrutivo: morte. O universo é uma oscilação de forças referentes, comumente, a Yin e Yang.

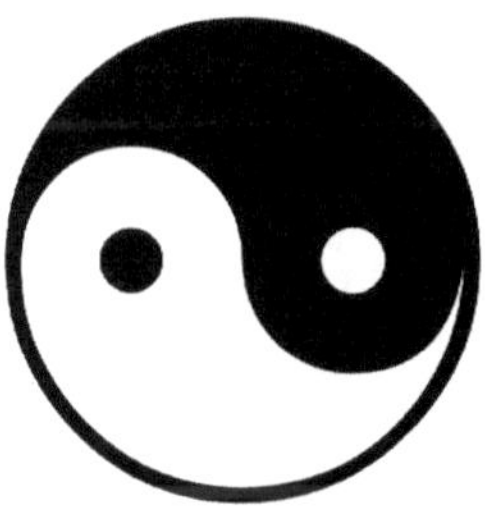

Figura 6 — O Símbolo de Yin-Yang.

A relação de Yin e Yang com o todo é quase sempre ilustrada de outra forma, igualando-os aos pólos positivo e negativo, em um fluxo de corrente galvânica; cada um é separado e diferente em sua expressão, mas ambos fazem parte integrante da mesma corrente. A corrente não poderia existir sem a bipolaridade de seus elementos Yin e Yang e, portanto, Yin e Yang são diferentes e individualizados, mas, também, inseparáveis. No interior de cada objeto no universo existe a constante interação dinâmica destes dois pólos opostos.

Os chineses extrapolaram os princípios referentes à natureza de Yin e Yang por considerarem o feminino como Yin e o masculino como Yang.

Deus, Vida, Bondade, Justiça, Virtude, Luz, Paz, Sol, Calor, Prosperidade, Felicidade, Paraíso, Alto, Elevado ..., o ativo que se encontra na superfície e é o Yang.

Demônio, Morte, Mal, Injustiça, Vício, Obscuridade, Guerra, Lua, Frio, Pobreza, Infelicidade, Terra, Baixo, Enterrado ..., o passivo submerso e escondido é o Yin.

Como não conseguimos saber o que é o calor se nunca sentimos o frio, o que é a felicidade se nunca fomos infelizes, assim também, Yin e Yang não podem existir isoladamente — cada um deles é uma das diferentes faces da mesma moeda: ambos interagem e variam constantemente. Esse dualismo inseparável persiste em todas as coisas; alimentos, atitudes, características pessoais, pensamentos etc.

Yin e Yang representam uma dupla de opostos: nascimento e morte, crescimento e decadência, saúde e doença. Tudo o que nasce tem que morrer e tudo o que cresce, um dia deve encolher e, podemos deduzir que aquilo que hoje é Yin está destinado a tornar-se Yang no futuro e vice-versa. A relatividade de Yin e Yang e a tensão dinâmica da interação entre eles constituem a base do pensamento e da expressão na filosofia chinesa. A manutenção do equilíbrio entre Yin e Yang origina a perfeita saúde do corpo, da mente e da alma.

Em termos médicos, a interação de Yin e Yang constitui a base da energia que preenche e ativa o corpo e, um desequilíbrio na relatividade da energia de Yin e Yang é considerado como a raiz de toda a patologia.

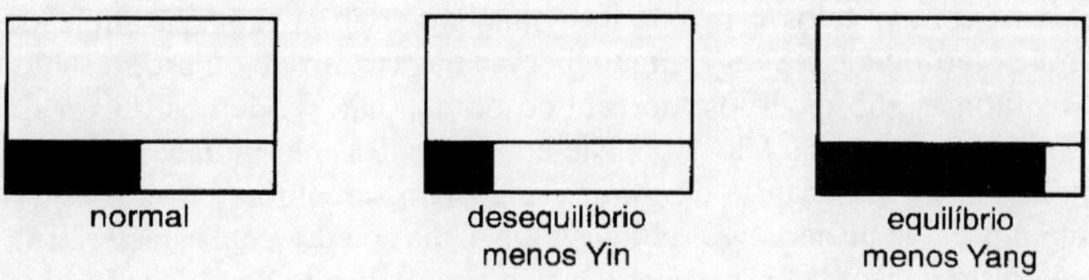

Figura 7

Posição Anatômica do Corpo

O lado esquerdo é Yang, o lado direito é Yin.

A metade anterior é Yin, a metade posterior é Yang.

A metade superior é Yang, a metade inferior é Yin.

A superfície do corpo é Yang, o interior do corpo é Yin.

Os seis Intestinos e os seis Meridianos Externos (Meridianos dos Intestinos) são Yang; os cinco Órgãos e os seis Meridianos Internos (Meridianos dos Órgãos e os seis Meridianos do Constritor do Coração (Pericárdio) são Yin.

A energia do corpo é Yang, o sangue é Yin.

Como foi afirmado anteriormente, Yin e Yang não podem existir isolados um do outro; nem o estágio representado por Yin e nem aquele representado por Yang são absolutos. Portanto, apesar de um intestino como o estômago ou o intestino grosso serem considerados Yang, a superfície interna do intestino é Yin. Uma vez que cada objeto do universo existe em relação a seu oposto, a relatividade de Yin e Yang se aplica também à estrutura mínima do corpo, a célula: a membrana celular é Yang e o citoplasma é Yin; o revestimento nuclear é Yang e o núcleo é Yin.

O Conceito Empírico de Yin-Yang

Na medicina chinesa, Yin é considerado frio, úmido, degenerado, decrépito etc. Yang é febril, seco, congestionado, irritado, inflamado etc. Segundo a medicina chinesa, cada doença se desenvolve em estágios caracterizados pelos aspectos individuais de Yin e Yang. O início de uma enfermidade é Yang, entendendo-se que é calórico ou progressivo, os sintomas são externos, no sentido de que não podemos deixar de tomar consciência do fato. Com o tempo, quando a enfermidade progride, os sintomas começam a diminuir e a doença se confina em um órgão interno, tecido ou nervo; essa é a fase Yin. Uma doença renal caracterizada pela inflamação da superfície dos rins será indicada como sendo uma enfermidade dos rins / Yang; a inflamação interna dos rins é indicada como uma doença dos rins /Yin.

Tabela 8 — As relações Yin-Yang entre Tsang-Fu, Interno-Externo e os Meridianos.

Meridiano Externo	Yang	Meridiano	Sol Yang do Braço	Yang Menor do Braço	Yang Maior do Braço	Sol Yang da Perna	Yang Menor da Perna	Yang Maior da Perna
		Intest.	Intest. Grosso	Triplo Aquec.	Intest. Delg.	Estôm.	Vêsi. Biliar	Bexiga
Meridiano Interno	Yin	Meridiano	Yin Maior do Braço	Yin Absol. do Braço	Yin Menor do Braço	Yin Maior da Perna	Yin Absol. da Perna	Yin Menor da Perna
		Órgão	Pulm.	Peric.	Coraç.	Baço	Fígado	Rins

A progressão da enfermidade do seu início ao fim consiste de seis estágios:

1) Indisposição de Yang Maior.
2) Indisposição de Yang Menor.
3) Indisposição do Sol Yang em meio ao caminho entre Yang e Yin.
4) Indisposição de Yin Maior.
5) Indisposição de Yin Menor
6) Indisposição do Yin Absoluto: morte.

Cada um desses estágios dura de três a cinco dias, mas é difícil determinar precisamente o estágio no qual a enfermidade progride, porque muitos distúrbios não seguem o modelo e podem passar de um estágio a outro sem atravessar os estágios intermediários ou atravessando-os muito depressa, o que faz com que não sejam notados. A habilidade de reconhecer os aspectos de uma doença como pertencente a Yin ou a Yang permitirá, a quem pratica a acupuntura, administrar o correto tratamento para reconquistar o equilíbrio da energia no interior do organismo.

Hsu e Hsih

Dado que o universo é uma oscilação das forças Yin e Yang, é possível definir e classificar todas as formas de vida, incluso seu grau individual de existência funcional, nos termos de um destes dois pólos opostos. Efetivamente, o diagnóstico das disfunções corporais nos terminais de energia Yin - Yang, a fim de que se possa escolher o mais eficaz tratamento, exige um perfeito conhecimento de todos os aspectos do sistema de classificação totalmente compreensivo. Não podem ser esperados resultados de nenhum método de tratamento se o estágio de progressão de uma condição patológica não for perfeitamente determinado em relação ao seu equilíbrio de energia Yin-Yang. Somente então pode ser traçado um programa de terapia verdadeiramente pessoal, plasmado para identificar as necessidades pessoais de cada indivíduo.

Mas, enquanto for possível definir e classificar qualquer condição do corpo até distinguir perfeitamente uma célula individual, nos termos de Yin e Yang, essa habilidade nos dará apenas um conhecimento parcial para formular um método de terapia que alcance um grau de eficiência superior à média.

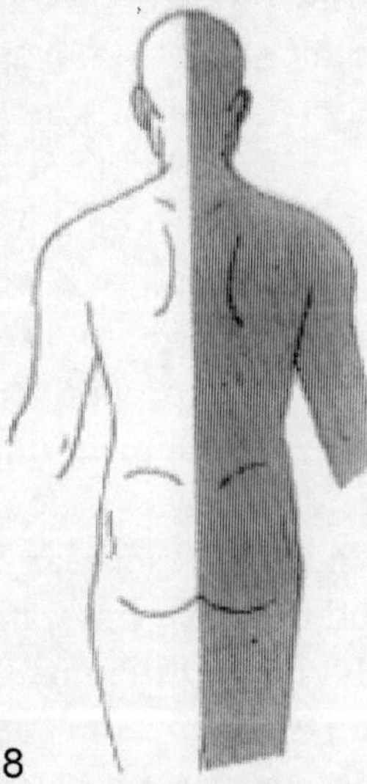

Figura 8

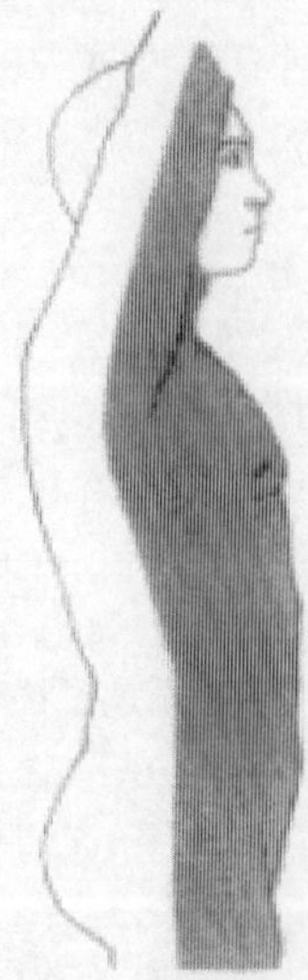

Figura 9

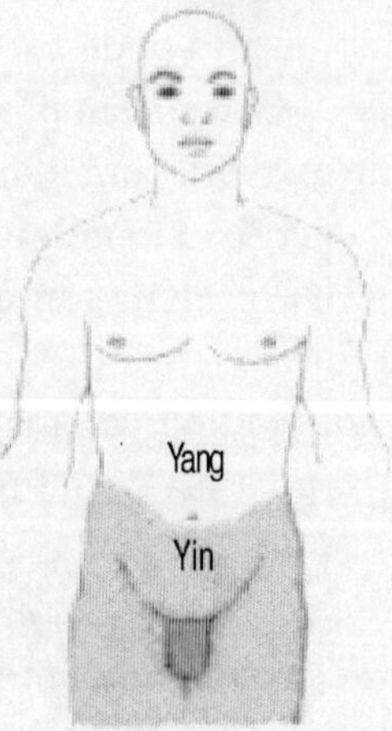

Figura 10

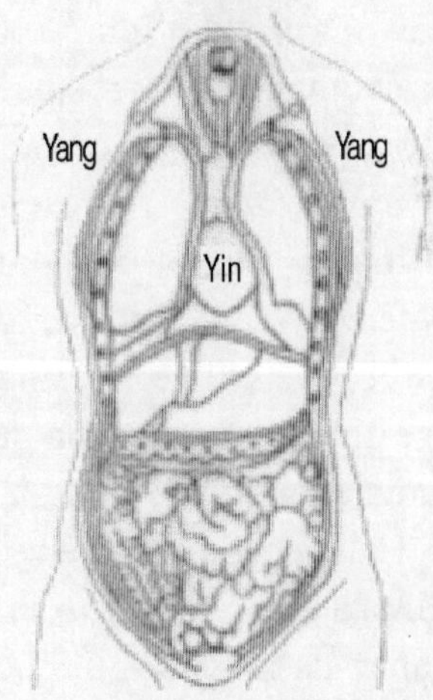

Figura 11 — A superfície do corpo é Yang; seu interior é Yin

Examinar minuciosamente um corpo, classificando tudo o que podemos ver até a mínima estrutura no interior de cada célula individual, nos fornecerá um conhecimento baseado apenas na consciência de seus aspectos externos, isto é, o que podemos enxergar com o olho físico. Depois de ter investigado por horas ao microscópio eletrônico com o objetivo de descobrir qualquer indício da causa de um distúrbio corporal, subentende-se que talvez tenhamos descuidado de alguma coisa? Infelizmente, a resposta é "sim". Da mesma forma que um homem pode procurar por horas um par de óculos que estão sobre seu nariz, também alguns homens podem observar e pesquisar todas as condições e aspectos do corpo à procura da causa de uma doença e, todavia descuidar do óbvio. Pensamos que vimos tudo aquilo que poderia ser visto, mas vimos o que não poderia ser visto? Para resolver esse dilema, a medicina chinesa introduziu o conceito de Hsu e Hsih.

Como Yin e Yang, Hsu e Hsih representam os extremos opostos. Enquanto Yin e Yang têm relação com tudo quanto pode ser percebido pelos nossos sentidos — físicos ou mentais — Hsu e Hsih pertencem ao que na maioria é *invisível*, se comportam de maneira bem mais sutil que Yin e Yang, uma vez que representam a "energia da energia" de cada objeto ou função. Em outras palavras, Hsu e Hsih representam a *intensidade* de energia no interior de cada forma.

Tudo aquilo que existe, seja na natureza fisiológica, anatômica ou inerte é, na realidade, uma forma de energia, pois sua base fundamental está apoiada na energia.

O termo Hsu representa a energia de *baixa intensidade*, enquanto Hsih representa a energia de *alta intensidade*; a energia idêntica é Yang. A energia capaz de resultar em choque mortal e definida como Yang / Hsih; a energia empregada para massagear agradavelmente é Yang / Hsu. Com as explicações sobre Hsu e Hsih adquirimos conhecimento sobre o fator vital no controle das funções corporais.

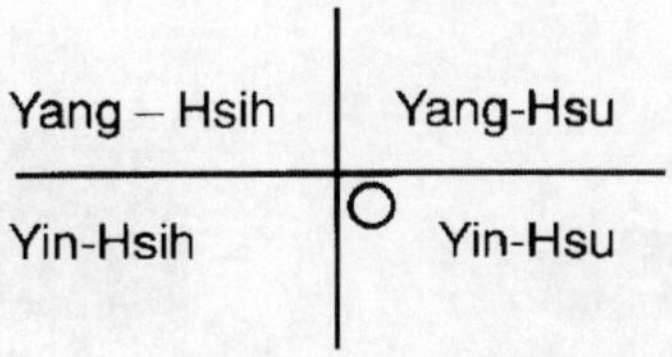

Figura 12 — Yin e Yang, Hsu e Hsih como são aplicados nas disfunções do corpo humano.

Yin e Yang *indicam* e *generalizam*; são empregados quando se tratam de aspectos externos. Externo é tudo aquilo que pode ser percebido pelos nossos sentidos, tanto físicos como mentais, inclusive a própria energia. Hsu e Hsih especificam; são usados em relação à intensidade da energia que compõe os aspectos externos.

A prisão-de-ventre é um distúrbio Yang porque é causada por um intestino: o intestino grosso. Existem dois tipos de constipação: se uma pessoa é muito forte, com muita energia de alta intensidade, toda a umidade é absorvida pela evacuação e, portanto, não consegue circular pelo corpo; esse tipo de constipação é definido como Yang / Hsih: a energia precisa ser dispersada. O segundo tipo de constipação se verifica na pessoa debilitada e, portanto, sem energia para evacuar; esse tipo é definido como Yang / Hsu: deve-se aumentar a energia.

O diabetes é um distúrbio Yin porque é causado por um órgão: o pâncreas. A pessoa come fartamente alimentos ricos que, enquanto estão sendo digeridos criam uma superabundância de calor (energia) que pesa sobre o pâncreas e o fadiga; esse tipo de diabetes é definido por Yin / Hsih. Outra pessoa possui um pâncreas que não pode assumir a função de ajuda ao processo digestivo; essa é uma forma de Yin / Hsu de diabetes. Muita gente pergunta: "Se a pessoa com um pâncreas débil comesse menos alimento, o pâncreas não ficaria mais forte se não tivesse que funcionar tanto?" Essa era uma terapia usada há muitos anos para curar alguns diabéticos, mas como será visto no próximo exemplo, Hsu segue Hsih. Uma vez desenvolvida uma condição crônica Hsu, é impossível reconquistar a energia sem a ajuda externa.

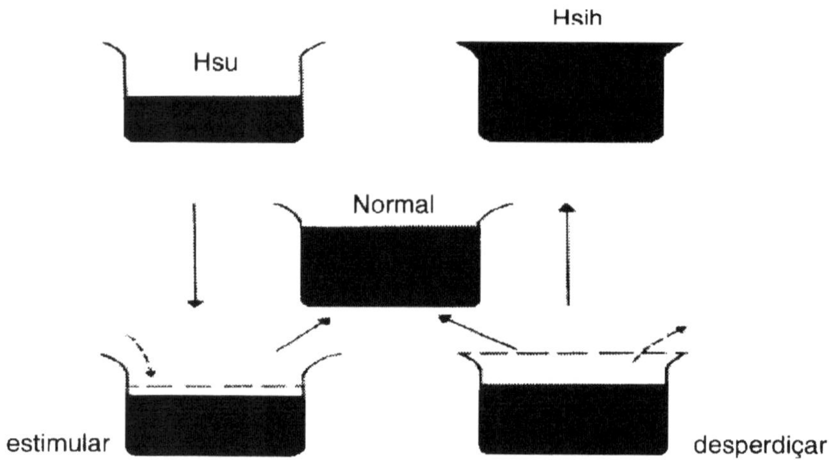

Figura 13 — A relação entre Yin e Yang, Hsu e Hsih:
O fluxo de energia ao longo dos Meridianos deve ser mantido a um nível constante.
Se o nível é excessivo, indica uma condição Hsih e a energia se disperdiçará. Se o nível de energia foi dissipado, desenvolver-se-á uma condição Hsu e a energia deverá ser aumentada.

O primeiro estágio do resfriado comum é o febril e congestão nasal que atormentam o corpo. Os sintomas são externos e representam uma forma de energia anormal de alta intensidade: portanto, o primeiro estágio do resfriado comum é Yang / Hsih. Depois de alguns dias os sintomas se transformam em internos e se localizam nos pulmões, forçando a pessoa a tossir constantemente e expelir muco; esse estágio do resfriado comum é definido por Yin /Hsih. Se em poucos dias a energia dos pulmões e consumada e não há probabilidade de lutar contra os sintomas, poderá advir a pneumonia e a enfermidade passa a ser Yin/ Hsu. Uma enfermidade evolui em estágios caracterizados por Hsih seguido de Hsu. Se o sexto estágio que é absoluto (Yin / Hsu) se desenvolve, o resultado será a morte.

III — Patologia Etiológica

A doença, segundo a medicina chinesa indica um desequilíbrio de energia no interior do organismo, o resultado de um fluxo de energia desagregado. As condições que contribuem para a desagregação da energia estão divididas em duas categorias; internas e externas.

1. Fatores internos: a doença pode ser causada por ações ou emoções sucessivas.

I
- A. Raiva excessiva
- B. Excitação excessiva
- C. Atividade de pensamento excessiva
- D. Angústia e ansiedade excessiva
- E. Medo excessivo
- F. Dor excessivo
- G. Susto excessivo (trauma)

II.
- A. Alimentação excessiva
- B. Bebida excessiva
- C. Atividade sexual excessiva
- D. Trabalho excessivo

2. Fatores externos: A doença pode ser causada pelas seguintes condições naturais:

- A. Vento
- B. Frio
- C. Calor
- D. Umidade
- E. Estiagem

O vento excessivo afetará o fígado e o sistema nervoso.

O frio excessivo golpeará os rins e o sistema glandular interno.

O excesso de calor prejudicará o baço, a bexiga e o sistema digestivo e linfático.

A estiagem excessiva afetará os pulmões, a pele e o sistema respiratório.

A medicina chinesa não mostra um grande interesse pelas bactérias patogênicas, pois os chineses acreditam ser impossível combater os milhões de diversos tipos de germens existentes. De acordo com os princípios da *medicina preventiva*, os chineses sustentam que a energia do interior do organismo deve ser mantida a um *nível constante*, assegurando, dessa forma, ao corpo, uma abundância de força natural para combater, de maneira efetiva, qualquer bactéria invasora. Os germens podem atacar apenas as partes do corpo que foram enfraquecidas por qualquer um dos fatores internos ou externos apontados acima. O médico chinês presta muita atenção aos sintomas simplesmente porque eles refletem um fundamental desequilíbrio de energia no interior do corpo humano. Com um tratamento adequado — enquanto a energia recobra seu equilíbrio – os sintomas desaparecem. Encarada dessa forma, a medicina chinesa pode ser chamada de *sintomática*, crendo que usa os sintomas como meio para medir a eficácia da terapia.

No Ocidente, os sintomas são observados, registrados e analisados; o nome de uma doença é atribuído aos sintomas e a terapia — normalmente com a intenção de aliviar os sintomas — é iniciada. Assim, a medicina ocidental, no sentido mais amplo da palavra, pode ser denominada *terminológica*. Infelizmente, se a doença é reputada *incurável* ou *terminal*, metade da luta já está perdida porque a esperança — tanto por parte do médico como do paciente — cede aos sentimentos de inutilidade ou "de nada adiantará!". Não dando tanta importância ao diagnóstico que implica psicologicamente em conexões negativas, mas, em lugar disso, eliminando a causa e equilibrando a energia, a saúde do paciente melhorará gradualmente e os sintomas serão automaticamente eliminados.

IV — Diagnóstico

O diagnóstico é a análise dos sintomas da doença, em um esforço para determinar a causa fundamental do distúrbio. Na medicina chinesa, além de determinar em qual órgão ou intestino se localiza a enfermidade, é avaliado o fluxo de energia ao longo dos principais meridianos; o nível de energia no interior do corpo, estando definido em termos de Hsu e Hsih, é de importância fundamental na programação do método de terapia mais eficaz. Existem muitos tipos de diagnóstico, e cada um deles reforça o outro; eles são: observação, auscultação, interrogação, leitura do pulso, apalpação dos pontos abdominais, e apalpação dos pontos sobre o meridiano da bexiga.

Observação

A observação consiste em reconhecer todos os aspectos da aparência externa de um paciente. Um médico prático de medicina chinesa notará, facilmente, muitos traços da causa fundamental da enfermidade do paciente desde a primeira consulta. Um médico especializado poderá mais rapidamente identificar um método geral de terapia, apenas observando atentamente os intrincados detalhes da expressão facial do paciente.

Fatores importantes na observação:

1) Coloração da face e de outras partes do corpo.
2) Indicações de desequilíbrio na dieta alimentar.
3) Condições dos ossos, olhos, cabelos, unhas, pele e mucosa.

4) Aspecto da língua e mau-hálito.
5) Coloração da urina, das fezes e de outras secreções.

Geralmente a coloração do rosto e de outras partes do corpo pode indicar qual órgão ou intestino está com sua função fisiológica afetada e, ainda, qual o grau de complicação do meridiano. Por exemplo, um colorido enegrecido na parte interna do antebraço e em redor das sobrancelhas indica uma disfunção renal ou das glândulas internas. A medicina chinesa lista cinco cores representativas dos órgãos e dos intestinos e de suas funções, a saber:

1) Preto — rins bexiga e glândulas internas; especialmente um desequilíbrio dos hormônios sexuais;
2) Vermelho — coração, cérebro e vasos sanguíneos;
3) Branco — pulmões, pele e sistema respiratório;
4) Amarelo — baço-pâncreas, estômago e sistema linfático;
5) Verde — fígado e sistema nervoso.

Auscultação

O método chinês de diagnóstico pela auscultação não deve ser confundido com o método ocidental que utiliza instrumentos mecânicos. Os médicos chineses não usam nenhum instrumento mecânico, mas são aconselhados a manter uma adequada distância (cerca de um metro) do paciente. Um constante esforço para ir além da simples auscultação do paciente deve ser exercitado. São fatores importantes na auscultação:

1) Volume geral da voz e da força para mantê-la:
   a) alta e forte;
   b) baixa e débil.

2) Aspectos da respiração:
   b) tosse e respiração dificultosa.

3) Rumor de água ou gases no estômago e no intestino.

Como na observação, também a voz do paciente pode estar ligada a um órgão específico, dependendo de sua condição.

1) Voz estridente — fígado.
2) Voz alegre — coração.
3) Voz cantarolada — baço e pâncreas.
4) Voz chorosa — pulmões.
5) Voz suspirada — rins.

Interrogação

Este método de diagnóstico é bastante semelhante ao ocidental. São fatores importantes na interrogação:
1) Queixas do paciente.
2) Doenças anteriores.
3) Doenças de familiares.
4) Sintomas.
5) Síndrome.
6) Apetite.
7) Excreções.

A medicina chinesa leva em consideração todas as sensações físicas e emocionais, porque são traços vitais que permitem ao médico desenvolver uma conversa sobre as diversas necessidades de cada indivíduo. As sensações que são especialmente significativas: calor e frio, dor e entorpecimento, vertigens, sensações na ponta dos dedos das mãos e dos pés, sensações experimentadas durante o sono e profundidade do sonho. Alguns fatores puramente físicos são: suor, ciclo menstrual, sede, hemorragia nasal e sangramento.

Leitura do pulso

O método da leitura do pulso, como foi desenvolvido na medicina chinesa, representa uma das maiores contribuições para se chegar a um diagnóstico. Nenhum outro método de diagnóstico tem um raio de ação tão amplo para indicar o estado de equilíbrio da energia no interior do organismo. A ultra-sensibilidade desse método permite ao médico diagnosticar as mais sutis flutuações no fluxo de energia entre os órgãos e os intestinos ao longo do circuito dos meridianos. O desenvolvimento de uma habilidade superior na leitura do pulso requer uma completa compreensão das técnicas fundamentais e, ainda, mais importante, a capacidade de aproveitar todas as oportunidades que surgem para aplicar essa técnica. Na leitura do pulso, a erudição, por mais completa que seja, não substitui a experiência efetiva.

Cada órgão e intestino, os principais meridianos e o pericárdio (constritor do coração) se refletem na artéria radial e podem ser sentidos sob a forma de pulsação. (Os meridianos Jen-Mo e Tu-mo representam exceções, porque existem fora do sistema circulatório geral). Para determinar a posição exata das pulsações, primeiramente é necessário localizar o médio pulso (o kuan) que se acha no nível da protuberância estilóide e apoiar sobre ele o dedo médio; em segundo lugar, encontrar o pulso extremo (o tsun) que se encontra entre a prega do pulso e a protuberância estilóide: em terceiro lugar, localizar o pulso baixo (o ch´ih) sob o kuan. A distância entre o médio e o baixo pulso é igual à distância entre o médio e o último pulso.

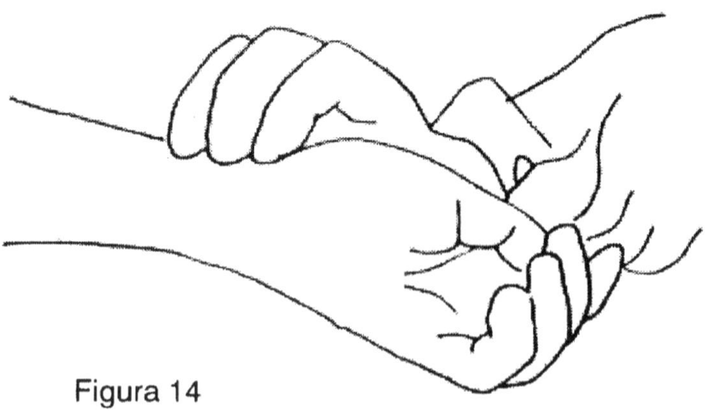

Figura 14

Abaixo se encontram as localizações das pulsações sobre os pulsos e os órgãos e os intestinos que elas refletem:

PULSO ESQUERDO (YANG)		PULSO DIREITO (YIN)	
Superficial	*Profundo*	*Profundo*	*Superficial*
Intestino delgado	coração	pulmões	intestino grosso
vesícula biliar	fígado	baço - pâncreas	estômago
bexiga	rins	pericárdio	triplo aquecedor

Figura 15

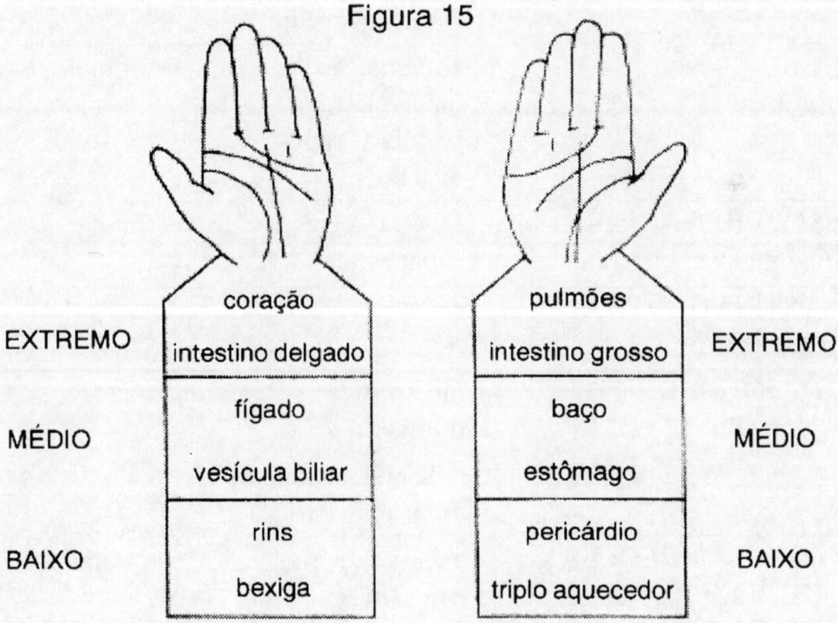

Existem 27 indicações de pulso como exposto no *Chang-Chung-Ching* (180 a.C), mas normalmente, bastam oito para um diagnóstico comum. As oito indicações são: veloz, lento, abundante, débil, escorregadio, adstringente, curto e sutil, lento e irregular, que muitas vezes salta uma batida.

Qualidade	***Diagnóstico***	***Terapia***
VELOZ — mais de seis batidas por respiração	febre	dispersar
LENTO — cinco batidas ou menos	resfriado, dor aguda, estresse	estimular
ABUNDANTE — inchado, forte, cheio	excesso no pericárdio e no triplo aquecedor	dispersar
DÉBIL — mole, profundo	alimentação inadequada, paralisia, sem energia	estimular
ESCORREGADIO — flutuante, superficial	febre, queixas superficiais	estimular
ADSTRINGENTE — profundo, forte	excesso de Yin	dispersar
CURTO, MAS SUTIL — forçado	indisposição do fígado e da bile, ansiedade dores epigástricas	dispersar
LENTO — IRREGULAR QUE SEMPRE PULA UMA BATIDA	excesso de Yang e de Yin	estimular Yin

Em cada localização estão indicadas duas pulsações: a superficial, o pulso de superfície correspondente aos intestinos Yang; a oculta, o pulso profundo, correspondente aos órgão Yin e ao constritor do coração (pericárdio). As pulsações indicarão também um fluxo de energia impedido ao longo de um dos 12 meridianos principais, uma vez que a disfunção de um órgão ou de um intestino está correlacionada ao fluxo de energia ao longo do correspondente meridiano. Uma leve pressão é empregada para individualizar as pulsações superficiais; uma forte pressão se utiliza para individualizar as pulsações profundas.

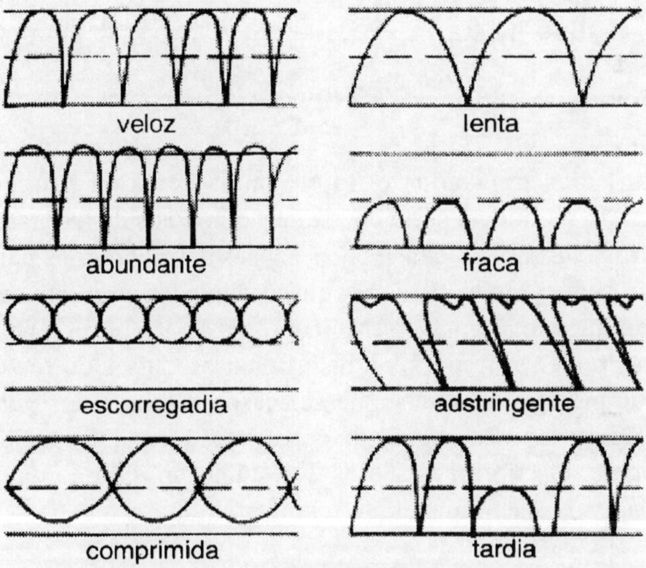

Figura 16

Merece um grande respeito o médico que após longa experiência desenvolve a competência de ler o pulso do paciente. A habilidade na leitura do pulso além de permitir ao médico determinar um mínimo desequilíbrio de energia no interior do organismo do paciente no momento do diagnóstico, informa-o sobre as doenças que o acometeram no passado. *Ele poderá, então, prever quais as futuras condições patológicas do paciente, que se originarão das condições do corpo no presente e que resultaram do passado.*

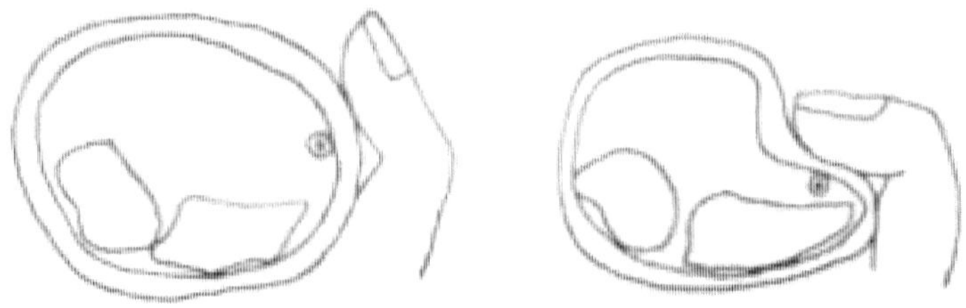

Figura 17

A leitura das pulsações é hoje o mais sensível procedimento diagnóstico do mundo. A série de exames clínicos e de laboratório solicitados para determinar a causa ou as causas das condições patológicas — além de serem muito caros — quase nunca apresentam resultados tangíveis porque são insensíveis. Muitas vezes o paciente está obviamente doente, mas pode ser impossível determinar as causas de seu distúrbio por meio de práticas ortodoxas; nesses casos, a leitura das pulsações é inestimável, porque não apenas diagnostica a doença do paciente, mas sua enteléquia. Os sintomas são os do estágio pré-clínico da doença e podem passar anos sem que ela se manifeste.

As Pulsações da Gravidez

Se o baixo pulso apresenta forte pulsação — quase bate contra o dedo — e é completamente diferente do pulso das posições extrema e média, ou se a pulsação extrema (coração) no pulso esquerdo é muito rápida, a mulher *está* grávida. Se as pulsações extremas, não obstante se apresentem reprimidas, são rápidas, escorregadias e curtas, a paciente está no terceiro mês de gravidez. Quando as pulsações extremas e baixas deixam de ser escorregadias e permanecem rápidas apesar da firme pressão a que são submetidas, a gravidez está no quinto mês. Se as pulsações extremas e baixas no pulso esquerdo apresentam-se mais rápidas que as do pulso direito, a criança é do sexo masculino; se as pulsações são mais rápidas no pulso direito, a criança é do sexo feminino.

Apalpação dos Pontos Abdominais

Um desequilíbrio de energia em um órgão ou intestino afetará toda a extensão de seu meridiano, forçando-o — especialmente os pontos individuais sobre esse meridiano — a tornar-se sensível à pressão externa. A apalpação é aplicada nos pontos dos meridianos sobre o abdômen para determinar um desequilíbrio de energia no interior das vísceras e, também, para confirmar ou negar um diagnóstico a que se chegou pela leitura das pulsações. A apalpação dos pontos sobre o abdômem é a maneira mais simples para especificar um desequilíbrio de energia anormal e — junto com a leitura das pulsações — é um procedimento normal de diagnóstico na medicina chinesa. Passos a serem dados na apalpação dos pontos abdominais:

1) O médico desliza suavemente a palma da mão sobre toda a superfície do abdômem.
2) As variações da temperatura global devem ser percebidas.
3) As áreas insolitamente duras, moles e tensas devem ser notadas.
4) Uma leve pressão do dedo é necessária para distinguir as áreas que se apresentam insolitamente sensíveis e dolorosas.

Pontos mais quentes, duros ou tensos e com dores agudas ao toque — Hsih (excesso de energia); mais frescos, macios e insensíveis — Hsu (energia insuficiente).

Além de perceber o desequilíbrio de energia nas vísceras, a apalpação dos pontos sobre os meridianos proporciona também o conhecimento do desequilíbrio de energia com relação às impressões sensitivas externas:

1) Meridiano dos pulmões — nariz, garganta, pulmões.

2) Meridiano do intestino grosso — boca, língua, nariz, rosto, ouvidos, olhos, garganta, esôfago e estômago.

3) Meridiano do coração — coração, sistema nervoso central.

4) Meridiano do intestino delgado — cabeça, nuca, coluna dorsal, cotovelos.

5) Meridiano do estômago — vísceras em geral.

6) Meridiano do baço — intestinos, estômago, fígado, baço, pulmões.

Apalpação dos pontos sobre o meridiano da bexiga

Existem 12 pontos — o ponto *iu* — sobre o meridiano da bexiga que se relacionam com cada um dos órgãos e intestinos e com o constritor do coração e, portanto, podem ser apalpados para determinar o desequilíbrio de energia nas vísceras e em seus respectivos meridianos. A pressão aplicada a esses pontos provocará uma reação dolorosa se a energia no interior do órgão que se identifica com esse ponto está em desequilíbrio. Os pontos sobre o meridiano da bexiga, além de serem pontos de *diagnóstico,* são também pontos de *tratamento* do órgão ou intestino específico com o qual se identificam. Os pontos *iu* são: pulmões, B 13; intestino grosso, B 25; estômago, B 21; baço, B 20; coração, B 15; intestino delgado, B 27; bexiga, B 28; rins, B 23; fígado, B 18; vesícula biliar, B 19; triplo aquecedor, B 22; Constritor do coração (pericárdio), B 14.

BIBLIOGRAFIA

Auteroche, B. - Navailh P. - O Diagnóstico na Medicina Chinesa - Andrei Editora, São Paulo, Brasil, 1992.

Guyton, A. C. - Neurociência Básica - Anatomia c Fisiologia, 2ª Edição, Guanabara Koogan, Rio de Janeiro, 1991.

Scilipoti, D. - Il Nostro Futuro le Medicine del Terzo Millennio, Edizione Spes Milazzo (ME) Itália, 2002.

Scilipoti, D. - Guia de Terapia Oriental - Ícone Editora - São Paulo, Brasil, 1998.

Ícone editora
https://www.iconeeditora.com.br